D1998065

Handbuch Faltenunterspritzung

Zita Hesse

MediNostik-Verlag

1. Auflage November 2016

Am Sutumer Graben 2 – 45711 Datteln – Tel. 02363 - 8079965
Layout: M. Hesse
Lektorat: Karina.Raith@web.de

Homepage: www.medinostik-verlag.de
E-Mail: info@medinostik-verlag.de

ISBN 978-3-9815193-6-5

Inhalt

Falten 83

Wer hat dieses Buch geschrieben?

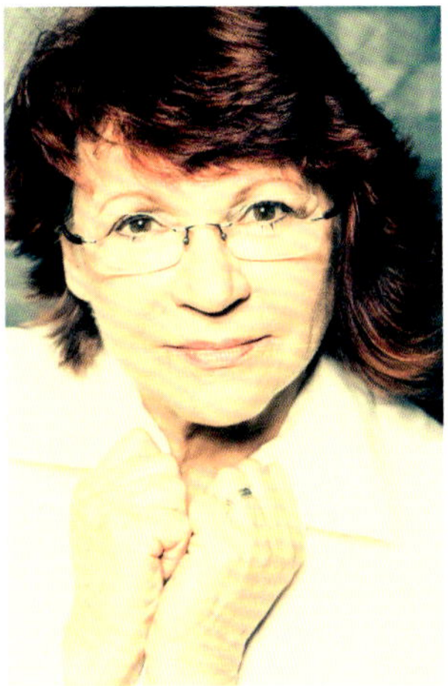

Mein Name ist Zita Hesse.

Ich bin seit Mai 2001 Heilpraktikerin mit einer Zusatzausbildung in der Klassischen Homöopathie.

Bereits seit dem Jahr 1996 beschäftige ich mich, zuerst als Tierheilpraktikerin, mit naturheilkundlichen Themen, Injektions-Therapien und Behandlungen.

Im Jahr 2009 gründete ich gemeinsam mit meinem Kollegen Andreas Gerzen das Ausbildungszentrum-Naturheilkunde, in dem wir für Heilpraktiker, Ärzte und naturheilkundlich interessierte Menschen Aus- und Weiterbildungskurse anbieten. Ein weiterer Schwerpunkt neben den Seminaren der Faltenunterspritzung ist die Ausbildung zum Dunkelfeldtherapeuten.

Ich praktiziere die Faltenunterspritzung seit 2003 und seit Ende 2010 unterrichte ich in unserem Ausbildungszentrum Heilpraktiker und Ärzte in der Kunst der Unterspritzungen. Meine Seminare biete ich in Datteln, Essen, Berlin und München an.

An wen richtet sich dieses Handbuch?

Dieses Handbuch wurde als Nachschlagewerk für Therapeuten geschrieben, die gerade mit der Faltenunterspritzung mit Hyaluronsäure begonnen haben, lange aus der Übung sind oder einfach mal das ein oder andere nachschlagen möchten. Dieses Buch wurde bewusst einfach und verständlich geschrieben, damit jeder zugelassene Therapeut Schritt für Schritt nachvollziehen kann, worauf es bei der Faltenunterspritzung ankommt.

Es gibt eine Vielzahl von guten Hyaluronsäuren am Markt und es liegt im Ermessen, in der Verantwortung, am Können und Wissen des Therapeuten, diese einzusetzen. Jeder Therapeut sollte sorgfältig die Beipackzettel des Materials durchlesen und den Hinweisen der Hyaluronsäure-Hersteller folgen.

Die Forschungsergebnisse großer Firmen tragen dazu bei, dass sich die Faltenunterspritzung und die Techniken ständig weiter entwickeln. Die in diesem Handbuch angegebenen Mengen beruhen zwar auf langjährigen Praxiserfahrungen und wurden mit größter Sorgfaltspflicht ausgewählt, jedoch ist jeder Therapeut für sich selbst verantwortlich.

Risiken und Nebenwirkungen bei den Unterspritzungen trägt allein der Therapeut und nicht der Verlag oder die Autorin.

Vorwort

Dieses Handbuch „Faltenunterspritzung mit Hyaluronsäure“ habe ich aufgrund meiner langjährigen Praxiserfahrung und Lehrtätigkeit geschrieben.

Meine Faltenunterspritzungsseminare und -skripte sind die Grundlage dieses Buches. Des Weitern fließen Tipps und Tricks aus meiner langjährigen Praxiserfahrung mit ein.

Mein Dank gilt meinen Seminarteilnehmern, die mich zu diesem Buch inspiriert und motiviert haben. Zwar gibt es am Markt einige gute, empfehlenswerte Bücher zur Faltenunterspritzung, jedoch vermissen die Kollegen ein leicht verständliches Nachschlagewerk.

Ein weiteres Dankeschön geht an meine Kollegen Andreas Gerzen und Klaus Kowitz, die ein halbautomatisches Faltenunterspritzungs-System, DermiStyler Autoinject 4, entwickelt haben. Meine Vorschläge wurden dankbar aufgenommen und umgesetzt. Mir war es wichtig, dass das Handstück ergonomisch in der Hand liegt und mir das Gefühl vermittelt, „meine Spritze“ in der Hand zu halten. Ganz besonderen Wert habe ich allerdings auf die Aspirations-Funktion des DermiStylers gelegt. www.dermistyler.de

Danke an meine Tochter, für das Layout dieses Buches. Danke an die Modelle, die sich für Fotoaufnahmen zur Verfügung gestellt haben. Hier habe ich Wert darauf gelegt, anstatt eines professionellen Fotomodells, authentische Frauen zu zeigen. Danke an Karin und Andreas Gerzen fürs Korrekturlesen und die konstruktive Kritik. Das Buch wurde zwar von einem Lektor Korrektur gelesen, aber aus Erfahrung wissen wir, dass immer noch Schreibfehler auftreten können. Wir bitten, dies nachzusehen.

Herzlichst Ihre Zita Hesse
Heilpraktikerin & Dozentin Seminar Faltenunterspritzung

1 Allgemeines

Schönheit

Hautalterung und Falten

Verleihen Falten dem Gesicht Charakter?

Was ist Hyaluronsäure

Nadelgrößen

Zusammensetzung der Spritze

Stumpfe Kanüle

Aufklärungsgespäch

Behandlungsablauf

Schönheit

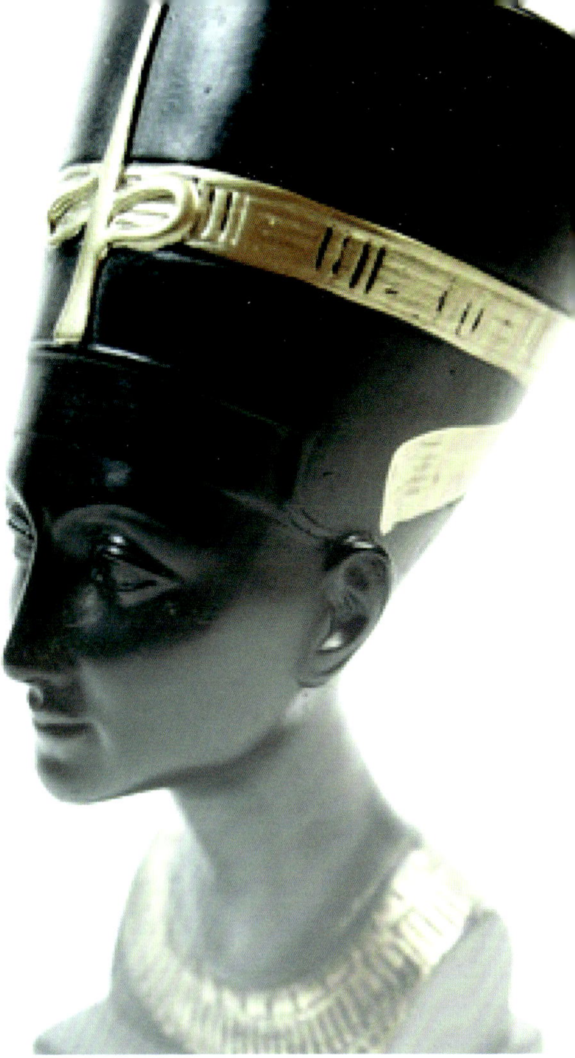

Das Streben nach Schönheit begleitet uns seit jeher. Schon damals, vor Jahrtausenden, galt Nofretete als das Schönheitsideal. Nofretete bedeutet „Die Schöne". Sie lebte im 14. Jahrhundert v. Christus und war die Hauptgemahlin des Pharaos Echnaton.
Sie war das Schönheitsideal ihrer Zeit und es ist faszinierend, dass sie es bis heute geblieben ist.

Der Geschmack, was die frauliche Figur betrifft, hat sich im Laufe der Jahrhunderte immer wieder gewandelt. Man denke nur an die Rubensfiguren oder den Twiggy-Look.

Aber die Vorstellung, wie ein perfektes, ästhetisches, weibliches Gesicht auszusehen hat, hat sich kaum verändert. Noch heute eifern wir folgenden Attributen nach.

- ein schmales Gesicht
- eine gerade, schmale Nase
- klare, ebenmäßige Konturen
- hohe Wangenknochen
- volle, geschwungene Lippen
- ein weiter Augenabstand
- dunkle schmale Augenbrauen
- viele lange, dunkle Wimpern

Um dieses perfekte Aussehen zu erreichen, können wir häufig mit einfachsten Mitteln nachhelfen.
Man denke an die Wimperntusche, die Pinzette zum Augenbrauen zupfen, etc.
Bei anderen Dingen ist dies nicht möglich. Um Falten effektiv und schonend zu behandeln, stellt die Unterspritzung mit dem körpereigenen Stoff Hyaluronsäure eine sehr gut erprobte Methode dar.

Hautalterung und Falten

Als Hautalterung bezeichnet man den biologischen Prozess der Veränderung der Haut, der mit dem Altern einhergeht.
Im Laufe der Jahre werden nach und nach immer mehr Falten sichtbar. Zunächst nur kleine, feine Linien, die sich immer mehr ausbilden und sogar zu tiefen Furchen werden können.

Dies geschieht ganz automatisch und ist die:

Natürliche Hautalterung

Die Haut verliert ihre ursprüngliche Spannkraft, sie wird schlaffer und lässt uns älter aussehen.
(hierzu mehr im Kapitel „Haut")

Diese natürliche, biologische Hautalterung hängt damit zusammen, dass die für die Produktion von Bindegewebsfasern, sprich Kollagen und Elastin, verantwortlichen Zellen im Laufe der Zeit schwinden und die Zellteilung herabgesetzt wird.
So schwindet auch die Stabilität und Dehnbarkeit der Haut. Außerdem wird das Unterhautfettgewebe weniger, die Haut wird dünner und verletzlicher.
Nach und nach stellen die Talgdrüsen ihre Produktion immer mehr ein, so dass weniger Fett produziert wird. Dies hat zur Folge, dass die Haut immer trockener wird.
Hinzu kommt, dass Menschen, je älter sie werden, immer weniger Wasser trinken, da das Durstgefühl nachlässt.
Regelmäßiges Trinken ist enorm wichtig.

Sie sollten am Tag ca. 2 bis 3 Liter Wasser trinken.

Bitte denken Sie daran:
Wasser bedeutet Leben

Wasser trinken ist lebenswichtig, da ansonsten die Haut noch schneller austrocknet.
Sagen Sie Ihren Patienten, dass sie sich bereits morgens zwei oder drei Flaschen Mineralwasser in die Küche oder auf den Schreibtisch stellen sollen. Dadurch erhalten sie eine Kontrolle über ihre Tagesration.
Mit zunehmendem Alter lässt zudem die Muskelspannkraft nach, was nochmals die Bildung von Falten fördert.

Risikofaktoren

Neben der natürlichen Hautalterung spielt auch unser Lebensstil eine große Rolle bei der Entstehung von Falten. Zu nennen wäre hier an erster Stelle die Alterung durch Sonnenlicht. Durch unser UV-Licht sind wir der Bildung von freien Radikalen ausgesetzt.
Des Weiteren dringt das UV-Licht tief in unsere Lederhaut (Dermis) ein.
Hier werden Enzyme produziert, die die kollagenen Fasern schädigen und dadurch die Haut erschlaffen lassen.

Gerade die übermäßigen Sonnenanbeter unter Ihnen müssen sich zudem darüber im Klaren sein, dass die UVA- und gerade die UVB-Strahlungen Hautzellschäden verursachen, die Hautkrebs auslösen können.

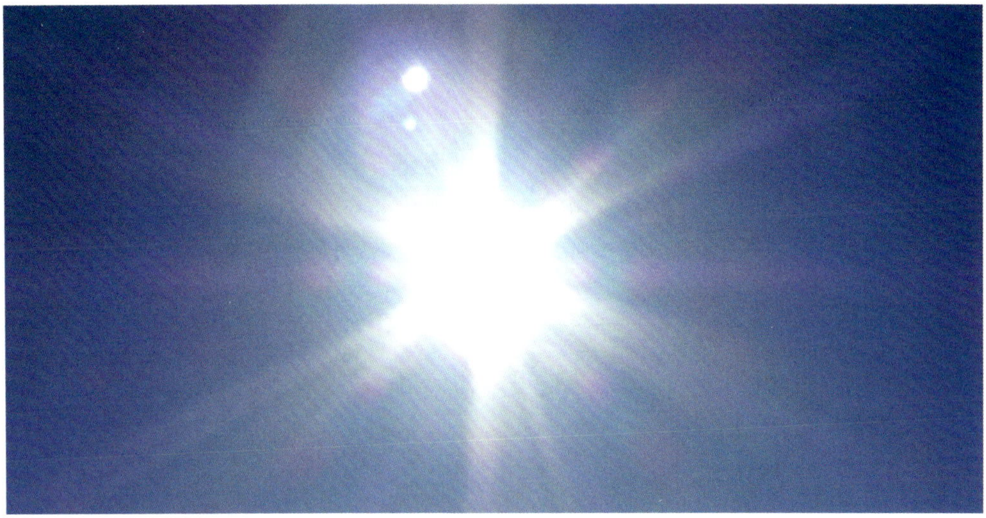

Bitte denken Sie aber auch daran, dass die Sonne für uns lebensnotwendig ist. Durch sie wird in unserem Körper Vitamin D gebildet, das eine Schlüsselrolle im menschlichen Körper und für das Immunsystem spielt und bei Unterversorgung zu zahlreichen Krankheiten führen kann. Deshalb „tanken" Sie regelmäßig Sonne in **verträglichen** Dosen, die Ihrem Hauttyp entsprechen.

Andere Faktoren, die uns früher „alt" aussehen lassen, sind Kälte, Stress und ungesunde Ernährung sowie Alkohol- und Nikotinkonsum. Nicht umsonst werden die Falten über der Oberlippe als Raucherfalten bezeichnet.

Im Gegensatz zu dem natürlichen Alterungsprozess, der selbstverständlich durch unsere Gene beeinflusst wird, kann man die oben genannten Faktoren selbst beeinflussen.

Falten lassen sich einerseits nach ihrer Entstehungsart unterscheiden, andererseits kann man sie auch aufgrund ihrer Position im Gesicht oder ihrer Form benennen. Nachfolgend werden drei Faltentypen beschrieben.

Aktinische Falten

Faltenbildung durch jahrelange Sonnen- oder Solariumeinwirkung; Knitterfalten; vor allem im Gesicht, an den Händen und am Hals.

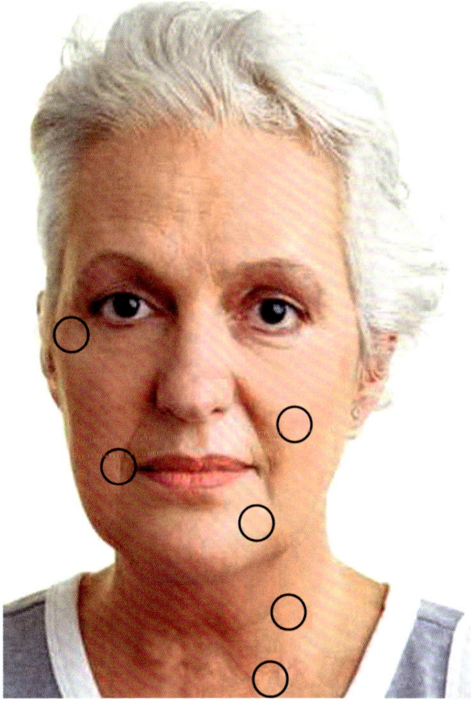

Mimische Falten (dynamische Falten)

Faltenbildung durch Kontraktion der Gesichtsmuskeln wie z.B. lebhaftes Lachen, zorniges Blicken, Augen zusammenkneifen. Falten befinden sich vor allem quer über der Stirn und senkrecht zwischen den Augenbrauen, an Oberlippe oder in den Augenwinkeln („Krähenfüße“). Diese Falten können sehr tief werden, so dass sie irgendwann auch bei entspannten Muskeln sichtbar sind.

Schwerkraft-Falten (statische Falten)

Faltenbildung durch nachlassende Festigkeit der Haut im Alter, z.B. „Hängebäckchen. Je älter wir werden, desto mehr bauen sich die Unterhautfettkompartimente ab. Die Haut folgt dann dem Gesetz der Schwerkraft und fällt nach unten. Auch wenn alle Muskeln entspannt sind, sind diese Falten sichtbar, z.B. Nasolabialfalte, Glabellafalte

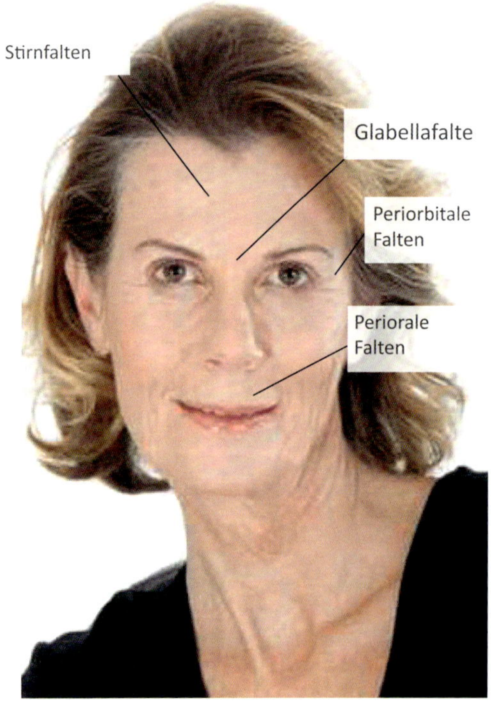

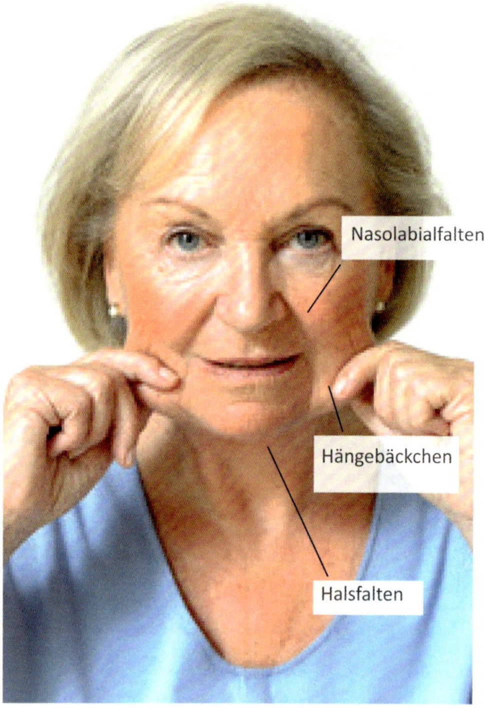

Verleihen Falten dem Gesicht Charakter?

Man sagt, dass gewisse Falten dem Gesicht Charakter oder einen charismatischeren Ausdruck verleihen. Das ändert jedoch auch nichts an der Tatsache, dass sich nach und nach die natürliche Schönheit der Gesichtszüge verändert.

Wenn man dem entgegenwirken und das Aussehen der Patienten auf natürliche Weise verbessern möchte, dann ist eine Faltenunterspritzung mit Hyaluronsäure genau das Richtige!

Gerade in der heutigen Zeit fühlen sich die Menschen durchschnittlich 10 Jahre jünger als sie wirklich sind.
Leider trifft das nicht immer auf das äußere Erscheinungsbild zu. Kein Problem! Mit der Faltenunterspritzung mit Hyaluronsäure kann man dem entgegenwirken.

Es gibt natürlich auch Menschen deren Falten ausgesprochen charismatisch wirken. Allerdings kann bei weiterem Fortschreiten der Faltenentwicklung auch hier eine Korrektur gewünscht werden.

Natürlich kann man mit der Hyaluronsäure nicht sofort „Wunder“ vollbringen. Eine tiefe Furche, die sich über Jahre ins Gesicht gegraben hat, lässt sich nicht sofort mit einer einzigen Hyaluronspritze wieder auffüllen. Jedoch kann man im Rahmen mehrerer Behandlungen die Falten nach und nach anheben.

Im Moment geht der Trend absolut zur Zweitspritze, da mit nur einer Spritze kein optimales Ergebnis erreicht werden kann.

Ein wahrhaftiger Vorteil dieser sanften Methode ist, dass die Natürlichkeit und die Mimik des Gesichts voll und ganz erhalten bleiben. Man sieht es den Leuten nicht an, dass ihre Falten unterspritzt wurden. Eventuell werden sie gefragt, ob Sie im Urlaub waren, da Sie so gut erholt aussehen.

Auch die Psyche spielt bei der Faltenunterspritzung eine Rolle. Es kommen Patienten zur Unterspritzung, die etwas für sich tun möchten. Eine große Rolle hierbei spielt die Trennung vom Partner. Die Leute sehen müde und mitgenommen aus, hatten schlaflose, evtl. durchweinte Nächte und möchten gerne wieder frischer aussehen. Auch durch die heutigen beruflichen Anforderungen möchte man nicht als „alt“ gelten und greift hier für ein natürliches, jüngeres Aussehen auf die Faltenunterspritzung zurück.

Der Heilpraktiker oder Arzt kann so dem Patienten helfen, sich wieder wohler und frischer zu fühlen und er erspart sich somit evtl. den Gang zum Psychotherapeuten. Es ist total schon zu sehen, dass die Patienten glücklich die Praxis verlassen.

An dieser Stelle noch einmal der rechtliche Hinweis, dass in Deutschland die Faltenunterspritzung nur von Heilpraktikern und Ärzten durchgeführt werden darf.

Was ist Hyaluronsäure?

Hyaluronsäure ist ein natürlicher Bestandteil unseres Körpers. Durch sie bleibt die Haut über Jahre hinweg weich, glatt und strahlend frisch. Die Hyaluronsäure besitzt die Fähigkeit, bis zu sechs Liter Wasser pro Gramm zu binden. Diese Eigenschaft kennt man z.B. von den gallertartigen Kernen in den Bandscheiben, die das Körpergewicht tragen.

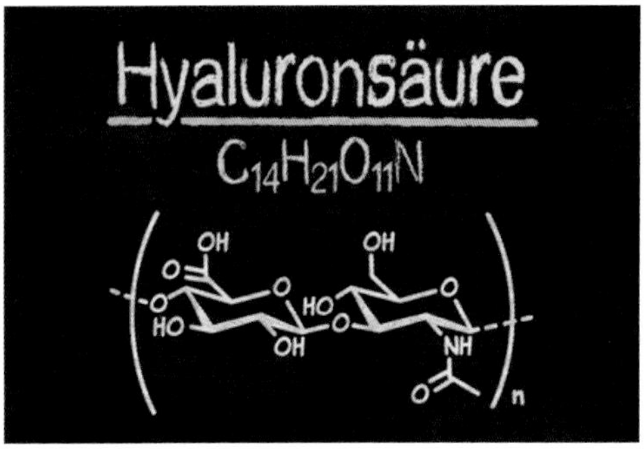

Deshalb sind wir auch morgens etwas größer als abends. Tagsüber werden diese Kerne (auch Kissen genannt) zusammengestaucht und verlieren dadurch Wasser. Über Nacht kann das Kissen sich wieder auffüllen.

Die Hyaluronsäure ist außerdem der Hauptbestandteil der Gelenkflüssigkeit, der sog. Synovia. Sie wirkt als Schmiermittel bei allen Gelenkbewegungen. Sie ist zwar flüssig, aber durch ihre hochmolekulare Gestalt viskos genug, um nicht wie Wasser aus dem Gelenk herausgepresst zu werden, und sie „haftet" durch chemische Wechselwirkungen besonders gut am Knorpel des Gelenks.

Zuerst gab es die Hyaluronsäure nur für medizinische Anwendungen. Es wurde, bzw. wird noch immer als Schmiermittel ins Knie und in die Hüfte gespritzt.
Hierzu werden sogenannte „unvernetzte Hyaluronsäure-Produkte" verwendet.
Die Erfolge werden von gut bis „hat überhaupt nicht geholfen" beschrieben.

Später entdeckte man die Hyaluronsäure für die ästhetische Medizin, in erster Linie für die Faltenunterspritzung.
Mittlerweile ist es ein etabliertes Verfahren und es wurden Produkte mit verschiedenen Dichten, sprich Gelpartikelgrößen, bzw. Molekularstrukturen, für die unterschiedlichsten Einsatzgebiete entwickelt.

Eine höhere Dichte benötigen wir bei der Auffüllung von tiefen Falten, zum Volumenaufbau der Lippen und Wangen sowie beim Anheben hängender Mundwinkel.
Die dünnflüssige Substanz füllt feine Falten.

Die guten Produkte basieren auf nicht animalischer (tierischer), stabilisierter Hyaluronsäure (NASHA). Diese Produkte enthalten keine tierischen Eiweiße und schließen daher allergische Reaktionen aus.

Es drängen immer mehr Billigprodukte aus China auf den Markt, die nachweislich verunreinigt sind und denen z.B. Goretex oder Acryl zugemischt wurde. Dadurch soll eine längere Haltbarkeit erreicht werden.

Diese Produkte können zu schweren allergischen Reaktionen führen, eitern wieder aus der Haut heraus und können Gewebsnekrosen verursachen.

In Deutschland gibt es eine Anzahl von reinen Hyaluronsäure-Produkten, die von den unterschiedlichsten Firmen angeboten werden.

Die neueste Generation der Hyaluronsäuren besteht aus einem monophasischen Gel, d.h. die Oberfläche ist glatt und passt sich hervorragend der Gewebsbeschaffenheit an.
Die andere Art, die biphasischen Produkte, haben auf der Oberfläche kleine Gelpartikelchen, damit sie stabiler unter der Falte liegen.

Der Nachteil hierbei ist allerdings, dass dieses Material zur Knötchenbildung neigt. Vielleicht sind sie äußerlich nicht sichtbar, jedoch unter der Haut tastbar und sie werden als unangenehm und störend empfunden.

Monophasische Produkte haben diese Nebenwirkungen nicht.

Als gute monophasische Gele sind uns folgende Produkte bekannt:

- HyalStyle
- Princess
- Juvederm
- Pluryal
- Belotero
- Teosyal

Auf einen Blick!

Monophasische Gele

- Gel-Struktur ohne Partikel
- glatte Oberfläche
- gute Anpassung an Gewebestruktur

Biphasische Gele

- Gel-Struktur mit Partikeln
- rauhere Oberfläche zur besseren Haftung
- neigt zu Knötchenbildung

Unsere Empfehlung

Gute Produkte:

- basieren auf nicht animalischer, stabilisierter Hyaluronsäure (NASHS)
- bestehen aus monophasischen Gelen
- bestehen aus reinster Hyaluronsäure
- sollten höchste Reinheit, Biokompabilität und Allergenfreiheit aufweisen

Nadelgrößen

Die Frage, welche Nadel für welche Hyaluronspritze verwendet wird, wird sehr häufig gestellt.
Grundsätzlich ist es so, dass jeder Hersteller die passenden Nadeln zu seiner Hyaluronsäure mitliefert. Dennoch sollten Sie wissen, welche Nadelgrößen verwendet werden, damit Sie sie evtl. nachkaufen können.

Die Größe der Nadeln wird in Gauge angegeben und die Farbe der EInmalkanülen ist nach EN ISO 6009 klassifiziert.

Die Einheit G steht für den Außendurchmesser. Je höher der Gauge-Wert, desto geringer ist der Außendurchmesser der Kanüle.

Es werden zwei Nadelgrößen verwendet und pro Spritze stellen Ihnen die meisten Hersteller zwei Nadeln zur Verfügung.

G30 - 0,30 x 13 mm (gelb)
(bei einigen Herstellern 12 mm)
Geeignet für die unvernetzte bis einfach vernetzte Hyaluronsäure.

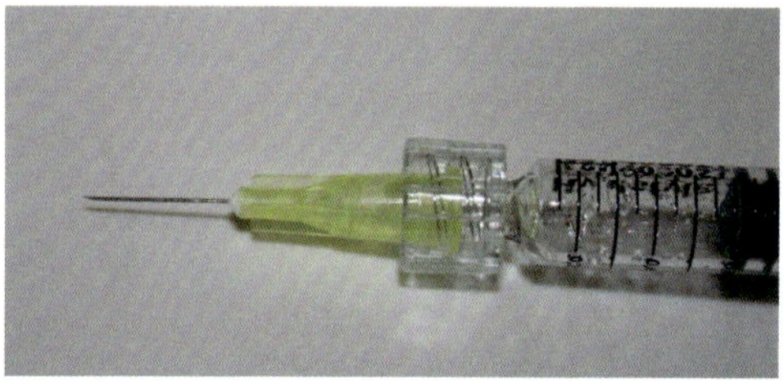

G27 - 0,40 x 13 mm (grau)
Geeignet für die höhervernetzten Hyaluronsäuren.

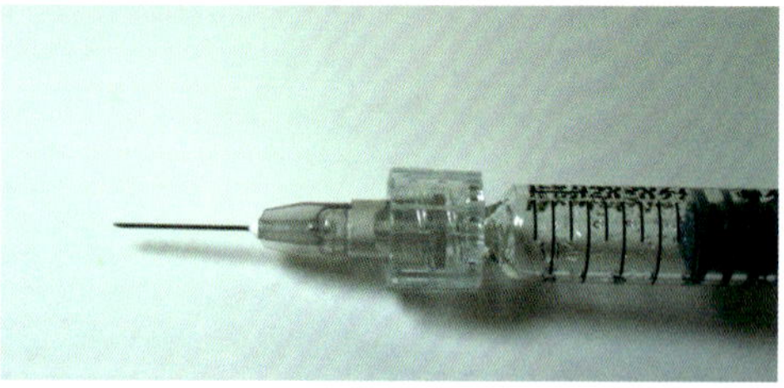

Hier eine Übersicht weiterer Nadelstärken (ohne Zwischengrößen)

Farbe	Gauge-Größe	Durchmesser - Länge
Rosa	G18	1,20 mm x 40, 50 oder 60 mm
Elfenbein	G19	1,10 mm x 40 oder 50 mm
Hellgelb	G20	0,90 mm x 40 oder 70 mm
Dunkelgrün	G21	0,80 mm x 40 oder 50 mm
Schwarz	G22	0,70 mm x 30 mm
Dunkelblau	G23	0,60 mm x 25, 30 oder 60 mm
Orange	G25	0,50 mm x 13, 16, oder 23 mm
Mittelgrau	G27	0,40 mm x 12, 13 oder 20 mm
Gelb	G30	0,30 mm x 12 oder 13 mm

Zusammensetzung der Spritze

Die Spritzen der Hyaluronsäure-Hersteller haben leider eine große Schwachstelle. Die Spritze selbst ist aus Glas, jedoch ist der Luer-Lock-Adapter aus Plastik. Deshalb ist hier höchste Achtsamkeit geboten.
Öffnen Sie zuerst die Verpackung der Nadel, bevor Sie sich der Spritze zuwenden und die Verschlusskappe abdrehen.

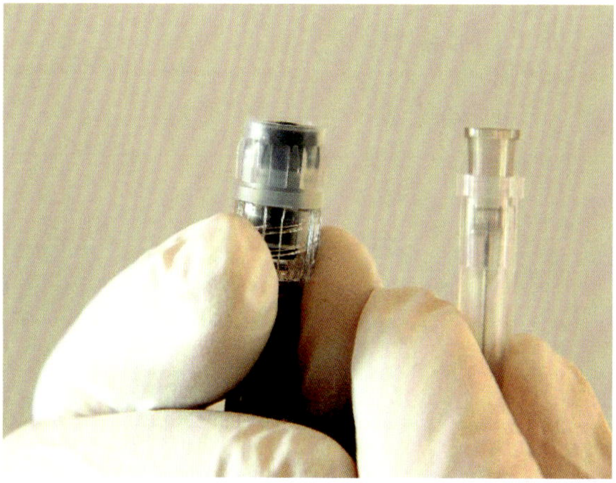

Halten Sie den Luer-Lock-Verschluss der Spritze fest, drehen Sie die Schutzkappe vorsichtig gegen den Uhrzeigersinn und nehmen Sie anschließend das Käppchen ab.
Sie können das abgedrehte Käppchen anschließend im Hausmüll entsorgen, da es nicht mehr benötigt wird.

Nachdem die Kappe entfernt wurde, tritt normalerweise sofort ein Tröpfchen Hyaluronsäure aus. Sollte dies nicht der Fall sein, müssen Sie auf jeden Fall die Spritze entlüften, indem Sie ganz vorsichtig den Kolben der Spritze nach vorne schieben, bis ein kleines Tröpfchen Material zu sehen ist. Die Spritze ist nun entlüftet.

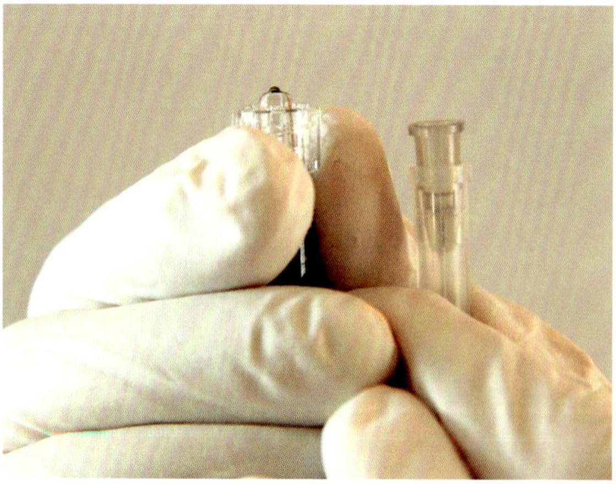

Bitte den Luer-Lock-Verschluss weiterhin festhalten.

Stecken Sie jetzt die Nadel drauf und drehen Sie diese fest. Lassen Sie den Luer-Lock-Verschluss auf keinen Fall los, sonst drehen Sie ihn locker. Mit einem lockeren Verschluss kann man die Unterspritzung nicht durchführen. Sobald Druck durch das Rausdrücken der Hyaluronsäure entsteht, platzt der Verschluss ab und das Material spritzt heraus.

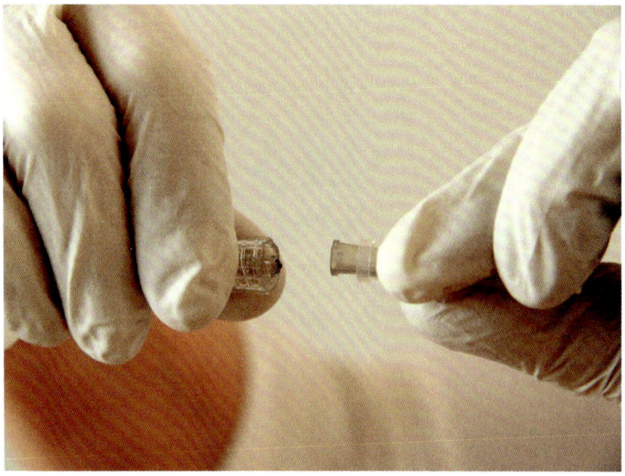

Ist die Nadel gut festgedreht, kann der Luer-Lock-Verschluss losgelassen werden.

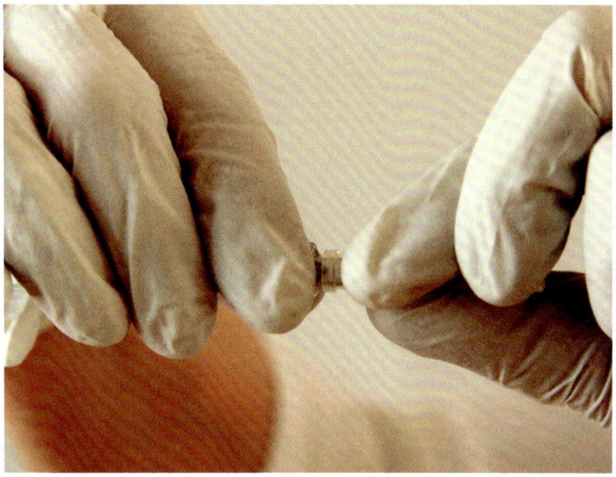

Die Spritze wird wie folgt gehalten (siehe Bild unten):
Zeigefinger und Mittelfinger liegen auf der Ablagefläche der Kolbenstange, während der Daumen locker auf dem Stempel ruht.
Jetzt vorsichtig die Nadel entlüften. Im Einzelfall kann es schon einmal passieren, dass die Nadel nicht durchgängig, sprich verstopft, ist. Deshalb bitte nicht mit Gewalt entlüften, sonst riskieren Sie, dass die Nadel bricht und die Hyaluronsäure aus der Spritze austritt. Ist eine Entlüftung der Nadel nicht möglich, sofort die Nadel wechseln.
Wenn Sie die Spritze korrekt zusammengesetzt haben, steht einer erfolgreichen Unterspritzung nichts mehr im Wege. Nach der Unterspritzung wird die Nadel in den dafür vorgesehenen Abwurfbehälter fachgerecht entsorgt.

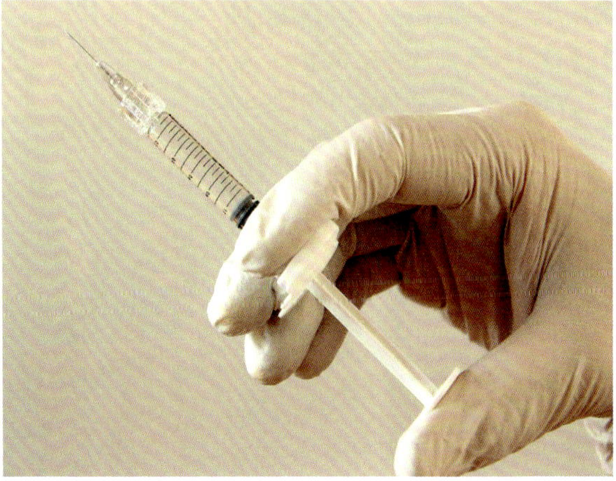

Stumpfe Kanüle

In unserer Praxis setzen wir die stumpfe Kanüle hauptsächlich für die Unterspritzung unter den Augen ein.

Sie ist, wie es der Name schon sagt, vorne nicht spitz, sondern abgerundet, sprich „stumpf". Gewebestrukturen und Blutgefäße werden nicht durchstochen, sondern auseinander gedrängt. Die schmerzleitenden Nervenenden in der Haut werden nicht gereizt.

Es gibt also weniger injektionsbedingte Nebenwirkungen wie Schmerzen, Schwellungen und Blutergüsse. Das gibt uns die Gewissheit, dass unsere Patienten unsere Praxis ohne „blaue" Augen verlassen.

Vielen Patienten ist die Vorstellung sehr unangenehm, eine so lange Nadel über einen längeren Zeitraum im Gesicht zu haben. Klären Sie Ihre Patienten gut darüber auf, dass diese Art der Behandlung große Vorteile mit sich bringt und sie mit einer Komfortkanüle behandelt werden.

Bevorzugt setzen wir die Steriglide™-Kanüle ein. Das Material tritt seitlich, in einem kleinen Bogen, durch die spitzennahe Öffnung aus. Die Insertion ist einfach, was durch die Silikon-Beschichtung der Kanüle ermöglicht wird. Die Kanülen sind zwar biegsam, was einen Richtungswechsel erlaubt, trotzdem sind sie sehr stabil.

Weitere Einsatzgebiete der stumpfen Kanülen können sein:

- Volumenaufbau der Wangen
- Unterspritzung entlang der Kinnlinie
- Nasolabialfalten
- Periorale Falten

z.B. können so, mit nur einem Einstich, die Nasolabialfalte und die perioralen Falten unterspritzt werden.

Kontraindikationen

Für die Kontraindikationen gelten die gleichen Aussagen wie für die Faltenunterspritzung mit einer spitzen Kanüle.

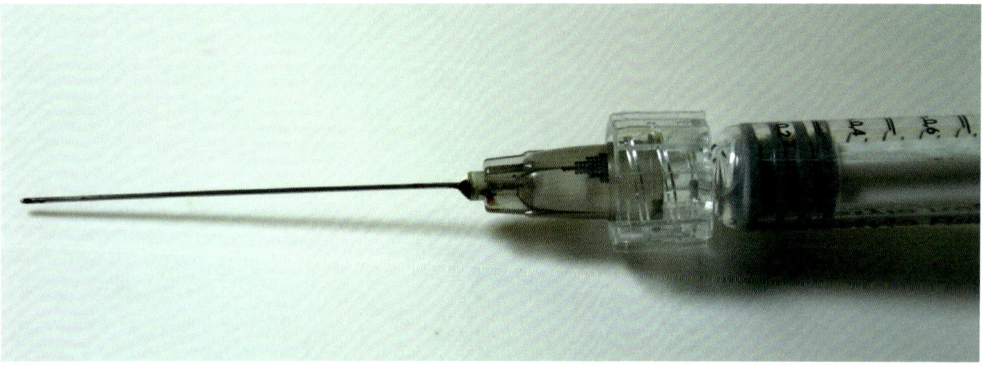

Stumpfe Kanüle – Nadelgrößen

Farbe	Gauge-Größe	Durchmesser - Länge
gelb	30 G	0,30 x 25 mm
mittelgrau	27 G	0,40 x 25 mm
mittelgrau	27 G	0,40 x 38 mm
mittelgrau	27 G	0,40 x 50 mm
orange	25 G	0,50 x 38 mm
orange	25 G	0,50 x 50 mm
schwarz	22 G	0,70 x 50 mm
schwarz	22 G	0,70 x 70 mm

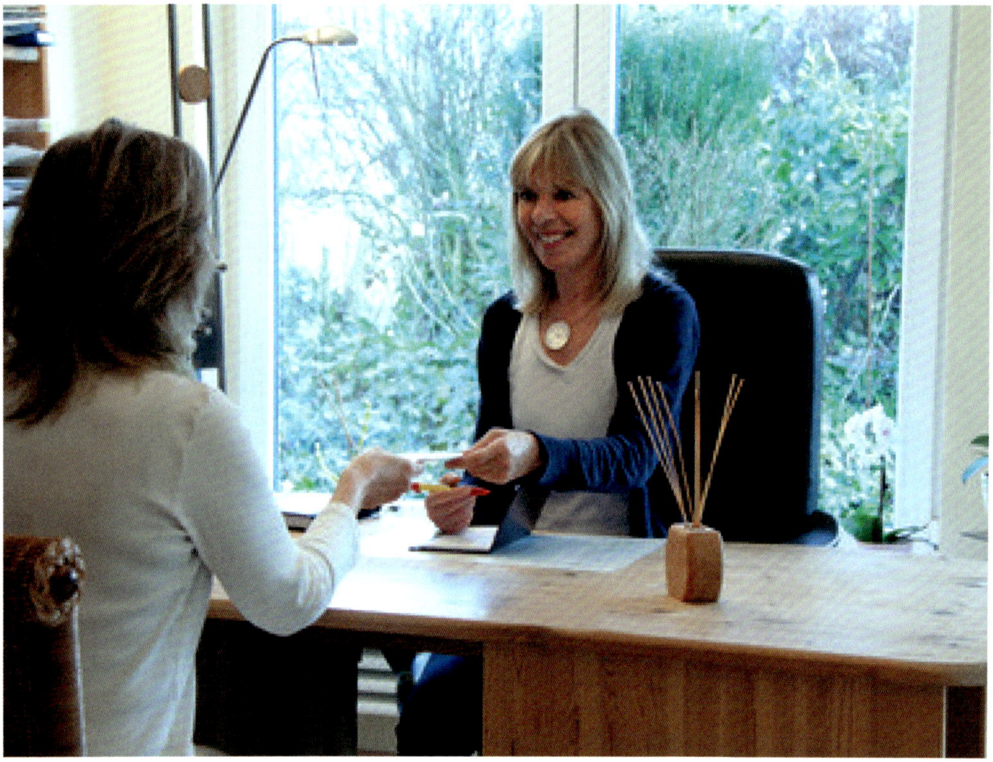

Aufklärungsgespräch

Ein Ablaufbeispiel

Begrüßen Sie Ihre Patientin / Ihren Patienten und bitten Sie/ihn, sich zu setzen.

Die erste Frage, die wir stellen, könnte lauten: „Hatten Sie schon einmal eine Faltenunterspritzung“?
Wenn ja, dann weiß sie/er in der Regel, was sie/ihn erwartet. Jedoch trifft man auch hier auf Patienten, die immer wieder Ängste haben oder von einem vorherigen Behandler nicht sorgfältig genug aufgeklärt wurden. Nächste Frage: „Welche Falten möchten Sie denn gerne unterspritzt haben?“

Es gibt viele Patienten, die darauf antworten: „Sagen Sie doch mal, Sie sind doch die Fachfrau“. Wenn die Patienten keine klare Vorstellung haben, was sie gerne unterspritzt haben möchten, ist es wichtig, sie gut zu beraten.

Unsere Aufgabe besteht nicht nur darin, eine einzelne Falte zu betrachten, sondern die Modulation des gesamten Gesichts.
In unserem Aufklärungsgespräch entscheidet sich die Patientin / der Patient für die Unterspritzung der Nasolabialfalten.
Fragen Sie nach, ob die Patientin / der Patient gegen Lidocain allergisch ist, bevor sie auf die Nasolabialfalten eine Betäubungscreme auftragen. Wichtig, da in den meisten Betäubungscremes Lidocain enthalten ist. Wenn nicht, kann die Betäubungscreme problemlos aufgetragen werden.

Starten Sie jetzt mit dem Ausfüllen des Fragebogens. Währenddessen hat die Creme genügend Zeit einzuwirken. Wenn die Patienten allergisch gegen Lidocain sein sollten (was äußerst selten vorkommt), wird die Behandlung ohne Betäubungscreme durchgeführt.

Ein Beispiel eines Fragebogens ist auf der nächsten Seite abgebildet.

Patienten - Fragebogen			
Vorname		Name	
Straße		PLZ / Ort	
Geb.-Datum		Telefon	
Email		Mobil	

	ja	nein
Haben Sie schon einmal eine Faltenunterspritzung erhalten?		
Wenn ja, welches Material wurde verwendet?		
Wann wurde die Unterspritzung durchgeführt?		
Kam es zu Komplikationen oder allergischen Reaktionen? Wenn ja, welche?		
Wurde Ihr Gesicht in den letzten 6 Monaten mit einem chemischen Peeling behandelt? Wenn ja, wann und welche Stellen wurden behandelt?		
Sind Sie schwanger oder stillen Sie?		
Hatten Sie in den letzten 6 Monaten eine größere Operation? Wenn ja, welche?		
Nehmen Sie im Moment Medikamente ein? Wenn ja, welche? z.B. Blutverdünner wie ASS, Marcumar , Antibiotika, Cortison, Schmerzmittel etc.		
Leiden Sie unter allergischen Reaktionen bzw. Allergien? Wenn ja, welche?		
Neigt Ihre Haut zur überschüssiger Narbenbildung?		
Sind Sie Raucher? Wenn ja, wie viele Zigaretten am Tag?		

Haben Sie eine Schilddrüsenerkrankung?		
Sind Sie Diabetiker?		
Liegt eine Autoimmunerkrankung vor?		
Leiden Sie häufig an Infektionen?		
Haben Sie eine Infektion?		
Neigen Sie häufig unter Nasenbluten / Blutergüssen?		
Neigen Sie zur Herpes-Bildung? (wichtig bei der Lippenunterspritzung)		
Haben Sie zurzeit eine Herpesinfektion?		
Ich habe alle Fragen nach bestem Wissen und Gewissen beantwortet.		
Ort, Datum		
Unterschrift		

Wurden alle Fragen mit „Nein" beantwortet, finden wir eine ideale Situation für unsere Faltenunterspritzung vor.

Lassen Sie uns die einzelnen Fragen einmal durchgehen:

Hatten Sie bereits eine Faltenunterspritzung? Welches Material?

Ja:

Leider wissen es die Patienten in den wenigsten Fällen, welches Material der vorherige Behandler benutzt hat. Es ist wünschenswert, dass die vorherige Behandlung mehr als sechs Monate zurück liegt.

Kam es zu Komplikationen?

Nein:

Es traten keine Komplikationen auf. Sie können bedenkenlos unterspritzen.

Ja:

Es traten Komplikationen auf. Welche?
Raten Sie Ihrem Patienten von einer weiteren Unterspritzung ab.

Kam es zu allergischen Reaktionen? Welche? Auf Lidocain?

Ja:

Arbeiten Sie mit einer Hyaluronsäure, die kein Lidocain enthält, können Sie die Unterspritzung ohne Bedenken durchführen.

Wurde Ihr Gesicht in den letzten 6 Monaten mit einem chemischen Peeling behandelt? Wichtig: wann?

Ja:

Liegt die Behandlung über 3 Monate zurück, können Sie die Unterspritzung durchführen.

Sind Sie schwanger oder stillen Sie?
Ja:
Brechen Sie das Gespräch freundlich ab, wünschen Sie der Patientin alles Gute.

Hatten Sie in den letzten 6 Monaten eine größere Operation?
Wenn ja, welche?
Ja:
Entscheiden Sie zusammen mit der Patientin, ob eine Unterspritzung möglich ist. Alle OP´s, besonders OP´s mit Komplikationen und größere Zahn-OP´s, sollten mind. 6 Monate zurück liegen und ausgeheilt sein. Auch sollte vor kurzfristig bevorstehenden OP´s keine Faltenunterspritzung durchgeführt werden.

Nehmen Sie Medikamente?
Wenn ja, welche?
Ja:
- ASS: Unterspritzung mit vorheriger Rücksprache des Arztes
- Marcumar – Heparin – sonstige Blutverdünner: keine Unterspritzung
- Antibiotika und Cortison stellen für eine Unterspritzung mit Hyaluronsäure keine Kontraindikation dar. Machen Sie Ihren Patienten aber darauf aufmerksam, das sich unter Umständen die Hyaluronsäure schneller als normal abbaut. Denn immer, wenn die Stoffwechselprozesse im Körper erhöht sind, baut sich die Hyaluronsäure schneller ab. Darum sollte nach einer Antibiotika-Therapie 3 Monate und nach einer Cortison-Therapie 6 Monate abgewartet werden.
  Andere Schmerzmittel greifen ebenfalls in den Stoffwechsel ein und die Haltbarkeit der Hyaluronsäure kann (muss aber nicht) ebenfalls um ein paar Tage oder ein paar Wochen reduziert werden.

Leiden Sie unter allergischen Reaktionen bzw. Allergien. Wenn ja welche?
Ja:
- Latex: Benutzen Sie keine Latex-Handschuhe.
- Pflaster: Nehmen Sie kein Pflaster.
- Heuschnupfen: Im Schub und bei Einnahme von entsprechend starken Antihistaminika etc. sollten Sie auf eine Unterspritzung verzichten.
- Asthma: Im Schub und bei Einnahme von entsprechend starken Antiasthmatika etc. sollten Sie nicht unterspritzen.
- Hyaluronsäure: Gute Hyaluronsäuren werden mittels eines speziellen Herstellungsverfahrens bakteriell fermentiert gewonnen und sind frei von tierischen Eiweißen, so dass eine Allergie darauf so gut wie ausgeschlossen ist.

Neigt Ihre Haut zu überschüssiger Narbenbildung?
Ja:
Die Unterspritzung kann durchgeführt werden. Jedoch kann evtl. schon der Einstich zu einer Narbenwucherung führen. Beugen Sie vor, indem Sie anschließend eine Cortison-Creme auftragen.

Rauchen Sie? – Wie viele Zigaretten?
Ja:
Rauchen beschleunigt die Stoffwechselprozesse des Körpers und die Hyaluronsäure baut sich schneller ab. Ganz besonders wichtig ist diese Frage bei der Lippen Unterspritzung. Pro gerauchter Zigarette wird die Haltbarkeit der Hyaluronsäure um einen Tag verkürzt. Weisen Sie Ihren Patienten darauf hin.

Haben Sie eine Schilddrüsenerkrankung? Welche?

Ja:

- Hypothyreose: Theoretisch müsste hier die Hyaluronsäure länger haltbar sein.
- Hyperthyreose: Die Haltbarkeit kann evtl. nur 3 Monate betragen, da die Stoffwechselprozesse im Körper erhöht sind. Bei gut eingestellten Patienten muss dies jedoch nicht so sein. Machen Sie Ihren Patienten auf jeden Fall darauf aufmerksam, dass es so sein könnte, damit er im Nachhinein nicht enttäuscht ist.

Haben Sie Diabetes?

Ja:

Die Unterspritzung mit Hyaluronsäure stellt keine Kontraindikation dar. Auch hier sind unter Umständen die Stoffwechselprozesse des Körpers erhöht und die Hyaluronsäure könnte sich schneller abbauen.

Es kann so sein – muss aber nicht so sein. Weisen Sie Ihren Patienten darauf hin, damit er später nicht enttäuscht ist.

Leiden Sie häufig an Infektionen?

Ja:

Eine Unterspritzung kann durchgeführt werden. Machen Sie den Patienten auf folgendes aufmerksam: Sollte er kurzfristig wieder einen Infekt, evtl. mit Fieber, bekommen, kann es sein, dass sich die Hyaluronsäure schneller abbaut.

Haben Sie eine Infektion?

Ja:

Die Unterspritzung muss abgelehnt werden.

Neigen Sie häufig unter Nasenbluten / Blutergüssen?

Ja:

Die Behandlung kann durchgeführt werden. Machen Sie den Patienten darauf aufmerksam, dass er evtl. bei der Unterspritzung mehr Hämatome bekommen kann als ein Patient, der diese Neigung nicht hat.

Wichtig ist es, dem Patienten folgendes zu sagen: Das Gesicht ist voller Blutgefäße, die wir nicht sehen und somit besteht die Gefahr, dass wir ein Blutgefäß treffen. Dazu kommt, dass jeder Mensch anatomisch anders gebaut ist. Auch sind die Gesichtshälften unterschiedlich. Eine Seite ist meist schmerzempfindlicher als die andere. Geben Sie dem Patienten Arnika-Globulis und tragen Heparin-Salbe auf.

Neigen Sie zur Herpes-Bildung?

Ja:

Bei der Lippenunterspritzung kann sehr leicht eine Herpesinfektion entstehen. Weiß der Patient, dass er die Neigung dazu hat, sollte er vorbeugend fünf Tage vorher die Lippen täglich mit Zovirax oder Lomapharm Lomaherpan eincremen oder Zovirax-Tabletten einnehmen.

Haben Sie aktuell eine Herpesinfektion?

Ja:

Keine Unterspritzung durchführen.

Liegt eine Autoimmunerkrankung vor?

Ja:

Grundsätzlich lässt sich sagen, dass ein Patient, der eine schwere Autoimmunerkrankung in sich trägt und dem es entsprechend schlecht geht, nicht zur Faltenunterspritzung kommt.

Lassen Sie uns hier die wichtigsten Autoimmunerkrankungen durchgehen, mit dem Vermerk, ob von einer Unterspritzung mit Hyaluronsäure abzuraten wäre:

Autoimmunerkrankung	**Unterspritzung möglich: ja/nein**
– Alopecia areata (Haare)	ja
– Bullöses Pemphigoid	nein
– Chronische Gastritis	ja
– Churg-Strauss-Syndrom	nein
– Colitis ulcerosa	nein
– Dermatomyositis	nein
– Dermatitis herpetiformis Duhring	nein
– Epidermolysis bullosa acquisit	nein
– Glomerulonephritis	nein
– Hashimoto	ja
– Idiopathische thrombozytopenische Purpura	nein
– Lupus erythematodes	nein
– Morbus Basedow	ja
– Morbus Crohn	nein
– Morbus Bechterew	ja
– Multiple Sklerose	nein
– Pemphigus foliaceus	nein
– Pemphigus seborrhoicus	nein
– Pemphigus vulgaris	nein
– Polychondritis	nein
– Polymyalgia rheumatica	nein
– Polymyositis	nein
– Psoriasis	nein
– Rheumatisches Fieber	nein
– Rheumatoide Arthritis	nein
– Riesenzellarteriitis	nein
– Sarkoidose	nein
– Purpura Schönlein-Henoch	nein
– Vitiligo	ja, wenn nicht im Gesicht
– Zöliakie	ja, aber Achtung, gerade bei chronischen Darmerkrankungen kann es vorkommen, dass der Körper die Hyaluronsäure abkapselt und nicht ins Gewebe einbaut.

Weisen Sie den Patienten darauf hin, dass ihm eine 24stündige Bedenkzeit zusteht. Verzichtet er ausdrücklich auf diese Bedenkzeit, müssen Sie dies unbedingt auf dem Anamnesebogen vermerken und ihn dann unterschreiben lassen.

Eine Unterschrift benötigen Sie ebenfalls auf der Einverständniserklärung, evtl. gekoppelt mit einer Honorarvereinbarung. Diese Erklärung muss auch von Ihnen gegengezeichnet werden.

Klären Sie den Patienten darüber auf (s. nachfolgenden Text), wie er sich in den nächsten Tagen und Wochen nach der Faltenunterspritzung verhalten sollte, damit das Ergebnis so lange wie möglich aufrecht erhalten wird. Am besten, Sie geben ihm einen Flyer mit, damit er zu Hause noch einmal alles in Ruhe nachlesen kann. Bei der Faltenunterspritzung sind die meisten Patienten sehr nervös und vergessen vieles von dem, was Sie Ihnen erzählt haben.
Stellen Sie evtl. einen Patientenpass aus.

Einverständniserklärung

Ich ____________________________ erkläre mich ausdrücklich damit einverstanden, die Faltenunterspritzung von Frau / Herrn ______________________ Heilpraktiker / Arzt mit den Produkten der Firma __________________________ durchführen zu lassen. Die behandelten Falten und Gesichtspartien werden anschließend auf dem Patienten-Behandlungsprotokoll vermerkt.
Die Risiken und Nebenwirkungen der Faltenunterspritzung sind mir von meinem Behandler ausführlich erklärt worden. Meine Fragen sind umfassend beantwortet worden. Ich bin mir darüber im Klaren, dass mit der Faltenunterspritzung ein Implantat unter meine Haut gebracht wird, wodurch anschließend Hämatome (blaue Flecken), Schwellungen, Rötungen, Juckreiz oder an den behandelten Stellen Schmerzen auftreten können. Diese Nebenwirkungen lassen innerhalb weniger Tage nach.
Mein Behandler hat mich ebenfalls über das zu erwartende Ergebnis informiert. Die Wirkung und Haltbarkeit hängt von den verschiedenen Gesichts- bzw. Faltenpartien (hier insbesondere von der Faltentiefe) und der Beschaffenheit der Haut ab. Die Wirkung einer Behandlung hält ca. 6 bis 12 Monate an, im Einzelfall auch kürzer oder sogar länger.
Durch regelmäßige Nachbehandlungen lässt sich das Resultat aufrechterhalten und von Behandlung zu Behandlung wird weniger Material benötigt.

Honorarvereinbarung

Für die Behandlung mit ____ Stück/Spritze(n)mit folgendem Material: ____________________ ____ wurde ein Honorar von ________________ Euro vereinbart.

Text zur Patientenaufklärung:

In Stichpunkten zusammengefaßt.

- Hyaluronsäure ist ein natürlicher Bestandteil des Körpers.
- In den ersten Stunden
  → Es kann evtl. zu Hämatombildung (blauen Flecken), lokalen Schmerzen, Schwellungen und Rötungen kommen. Dies sind Begleiterscheinungen der Behandlung und lassen sich leider nicht immer vermeiden.
- Wenn Sie zu Lippenbläschen (Herpes) neigen, könnte es möglich sein, dass diese nach einer Lippenbehandlung wieder ausbrechen.
- nach der Behandlung sollten Sie möglichst kein Make-up auftragen und die behandelten Stellen nicht unnötig berühren. Leichtes Waschen mit Wasser und Reinigungsmilch ist möglich. Bitte vorsichtig abtrocknen, da diese Stellen noch sehr berührungsempfindlich sein können.
- Nach einer Lippenbehandlung sollten Sie 24 Stunden nicht küssen.

Die nächsten Tage und Wochen vermeiden Sie bitte:

- körperliche Anstrengung
- Schwimmen
- Sonnenbank
- Sonnenbaden
- extrem heiße oder kalte Temperaturen
- große Temperaturunterschiede
- Flugreisen
- nach einer Lippenbehandlung zu heiße oder kalte Getränke

- mindestens 2 Wochen
  → keinen Saunabesuch

- mindestens 1 Monat
  → keine Gesichtsmassagen

- mindestens 2 Monate
  → keine chemischen Peelings oder Laserbehandlungen über den behandelten Stellen

Zeit

Lassen Sie bitte Ihrem Körper genügend Zeit, sich an die unterspritzte Hyaluronsäure zu gewöhnen. Denken Sie bitte immer daran, dass es sich zuerst wie ein Fremdkörper anfühlen kann.

Ihr Körper benötigt etwas Zeit, bis sich die Hyaluronsäure fest mit Ihrem Bindegewebe verbunden hat. Sie sehen zwar sofort nach der Behandlung ein Ergebnis, jedoch stellt sich der richtige Erfolg erst ca. 3 bis 5 Tage später ein.

Sie werden begeistert sein

Trinken Sie möglichst viel Wasser. Die Hyaluronsäure hat die Fähigkeit, dass sie, relativ zu ihrer Masse, große Mengen an Wasser binden kann, um dadurch Ihre Falten optimal aufzupolstern.

Auf diese Art und Weise tragen Sie dazu bei, das bestmögliche Ergebnis zu erreichen.

Eine Auffrischungsbehandlung ist jederzeit, jedoch mit einem Abstand von 2 bis 4 Wochen, möglich.

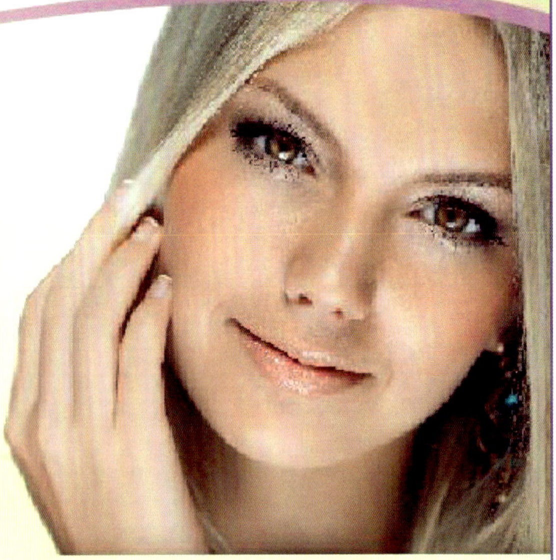

Patienten-Information

Für die Zeit nach der Faltenbehandlung

Beispiel von einem Flyer für Ihre Patienten (Außenseite)

Vielen Dank,

dass Sie mir Ihr Vertrauen geschenkt haben.
Wie Sie eventuell schon in meinem Flyer gelesen haben, ist die Hyaluronsäure ein natürlicher Bestandteil des Körpers.
Die von mir verwendete Hyaluronsäure-Produktreihe ermöglicht es mir, das für Sie passende Produkt entsprechend Ihrer Haut-, Gesichts- und Faltenbeschaffenheit einzusetzen.

In den ersten Stunden

nach Ihrer Behandlung sollten Sie möglichst kein Make-up auftragen und die behandelten Stellen nicht unnötig berühren. Leichtes Waschen mit Wasser und Reinigungsmilch ist möglich.
Bitte vorsichtig abtrocknen, da diese Stellen noch sehr berührungsempfindlich sein können.
Nach einer Lippenbehandlung sollten Sie 24 Stunden nicht küssen.

Nebenwirkungen

Es kann eventuell zu Hämatombildung (blauen Flecken), lokalen Schmerzen, Schwellungen und Rötungen kommen.
Dies sind Begleiterscheinungen der Behandlung und lassen sich leider nicht immer vermeiden.
Wenn Sie zu Lippenbläschen (Herpes) neigen, könnte es möglich sein, dass diese nach einer Lippenbehandlung wieder ausbrechen.

Die nächsten Tage und Wochen

Für ein langanhaltendes Ergebnis Ihrer Faltenunterspritzung sollten Sie in den ersten 5 Tagen folgendes vermeiden:

- körperliche Anstrengung
- Schwimmen
- Sonnenbank
- Sonnenbaden
- extrem heiße oder kalte Temperaturen
- große Temperaturunterschiede
- Flugreisen
- nach einer Lippenbehandlung zu heiße oder kalte Getränke

mindestens 2 Wochen

keinen Saunabesuch

mindestens 1 Monat

keine Gesichtsmassagen

mindestens 2 Monate

keine chemischen Peelings oder Laserbehandlungen über den behandelten Stellen

Wenn Sie diese Tipps beachten, werden Sie lange Freude an Ihrem neuen natürlichen, frischen Aussehen haben.

Beispiel von einem Flyer für Ihre Patienten (Innenseite)

Behandlungsablauf

Nachdem der Anamnesebogen, die Einverständniserklärung und die Honorarvereinbarung durchgelesen und unterschrieben wurden, bitten Sie den Patienten, auf dem Behandlungsstuhl Platz zu nehmen.
In unserer Praxis fragen wir den Patienten immer, ob er etwas zum Festhalten wünscht und geben ihm dann unseren Stoffteddy.

Stellen Sie den Behandlungsstuhl so ein, dass er für Sie als Therapeut passend ist und der Patient bequem sitzt. Unterspritzen Sie ihn möglichst in einer sitzenden Position, da sich im Liegen die Anatomie des Gesichtes verschiebt und Falten schlechter zu sehen sind.

Ausnahme: Unterspritzung der Glabellafalte

Bitten Sie Ihren Patienten ein Einmalstirnband oder eine Einmalhaube aufzusetzen, damit keine Haare im Gesicht hängen.

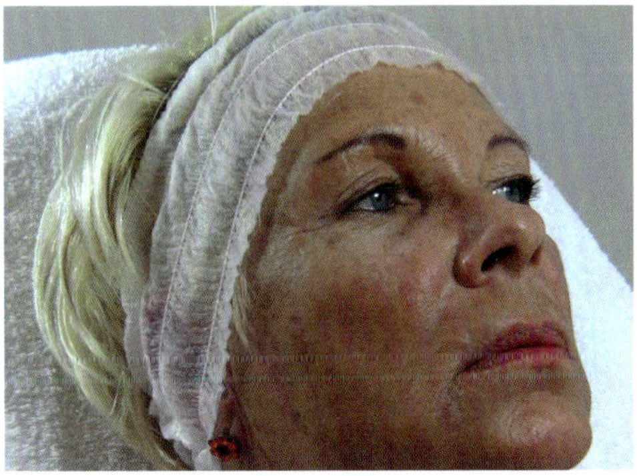

Haben Sie selbst lange Haare?
Dann binden bitte auch Sie Ihre Haare zurück, damit sie bei der Unterspritzung nicht stören.

Vorher-Foto aufnehmen.

Ziehen Sie Ihre Einmalhandschuhe an.

Befreien Sie das Gesicht des Patienten mit einem Reinigungstuch gründlich von Make-up. Tragen Sie die letzten Make-up-Reste mit einer speziellen Reinigungsflüssigkeit ab. Die Betäubungscreme wird bei diesem Reinigungsvorgang ebenfalls entfernt.
Desinfizieren Sie die zu unterspritzenden Stellen sehr gründlich.

Ein kleiner Tipp aus unserer Praxis: Träufeln Sie Ihrem Patienten ein spezielles Desinfektionsmittel mit Lavendelduft in die Hände.
Die Patienten neigen leicht dazu, immer wieder auf die Falten zu zeigen und zu berühren, die sie unterspritzt haben möchten.
Sind die Hände desinfiziert, ist dies nicht ganz so schlimm. Achten Sie jedoch bitte darauf, evtl. noch einmal nach zu desinfizieren. Darüber hinaus verbreitet der wohlriechende Lavendelduft eine angenehme, beruhigende und wohltuende Atmosphäre.

Öffnen Sie die Material-Packung und bauen Sie die Hyaluronspritze zusammen.
Desinfizieren Sie ebenfalls Ihre Hände. Immer wenn Sie etwas anderes anfassen, erneut Hände desinfizieren.
Legen Sie Tupfer mit Wasserstoffperoxid bereit. Damit können evtl. auftretende kleine Blutungen schneller gestoppt werden.
Außerdem hat Wasserstoffperoxid zusätzlich eine desinfizierende Wirkung und beugt blauen Flecken vor.

Entlüften Sie die Spritze. Beginnen Sie mit der Unterspritzung.

Massieren Sie nach der Unterspritzung die Hyaluronsäure zur schnelleren Einpassung mit einer kühlenden dermatologischen Nacher-Creme ins Gewebe ein.

Das hat eine wohltuende Wirkung und der aufgetretene Schmerz ist schnell vergessen.

Bieten Sie dem Patienten ein Kühlakku an. Die behandelten Stellen müssen zwar nicht zwingend, aber dürfen kurz, ca. 5 bis 10 Minuten, gekühlt werden.

Zu Hause sollten die Patienten nicht mehr kühlen, um zu vermeiden, dass das Material (das Gel) gekühlt wird. Es könnte dann unter Umständen etwas zusammenklumpen und die Einpassung ins Gewebe würde umso länger dauern.

Nachher-Foto aufnehmen.

Geben Sie dem Patienten evtl. Arnica-Globulis. Füllen Sie den Patientenpass aus. Skizzieren und dokumentieren Sie im Behandlungsprotokoll, welche Falten Sie mit welchem Material unterspritzt haben. Kleben Sie die Chargennummer (Batch-Nr.) des Materials auf den Bogen und in den Patientenpass. Vereinbaren Sie evtl. schon einen Folgetermin. Füllen Sie eine Quittung aus und nehmen Sie ihr Honorar entgegen. Verabschieden Sie den Patienten.

Behandlungsablauf – skizziert

- Patient begrüßen
- Anästhesiecreme auftragen
- Anamnesebogen, Einverständniserklärung und Honorarvereinbarung ausfüllen und unterschreiben
- Patient auf dem Behandlungsstuhl Platz nehmen lassen
- Einmalstirnband oder Haube für den Patienten bereit legen
- Therapeut: lange Haare zurück binden
- Vorher-Foto
- Einmalhandschuhe anziehen
- Make-up des Patienten mit Reinigungstuch abnehmen. Evtl. noch Reinigungsflüssigkeit verwenden
- dem Patienten ein spezielles Desinfektionsmittel mit Lavendel in die Hand geben
- gründliche Desinfektion der Stellen, die unterspritzt werden sollen.
- Hyaluronpackung öffnen und Spritze zusammen bauen.
- Tupfer mit Wasserstoffperoxid bereit legen
- die eigenen Hände desinfizieren
- Spritze entlüften
- mit der Unterspritzung beginnen
- nach der Unterspritzung Massage der behandelten Stellen
- Kühlakku anbieten
- evtl. Arnica-Globulis geben
- Nachher-Foto
- Chargennummer auf Bogen aufkleben
- Patientenpass ausfüllen
- Quittung / Honorar
- Folgetermin vereinbaren

Patienten-Behandlungsprotokoll

Vorname		**Name**	
Straße		**PLZ/Ort**	
Geb.-Datum		**Telefon**	
E-Mail		**Mobil-Tel.**	

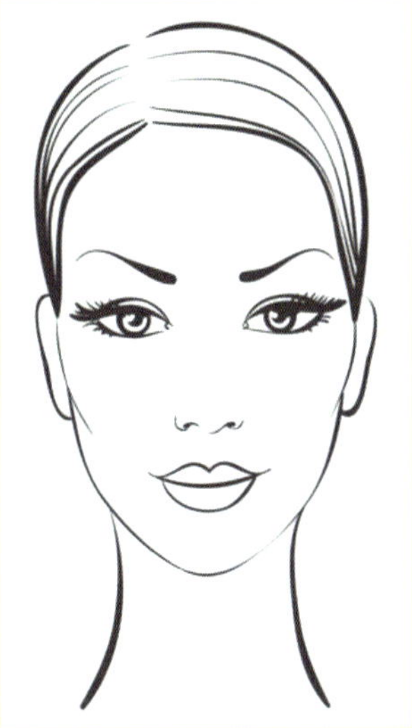

Datum der Behandlung **1. Besuch**	
Behandelter Bereich	
Produkte	**Batch-Nr.**
Notizen	
Wurde vorher und nachher fotografiert? ☐ **ja** / ☐ **nein**	

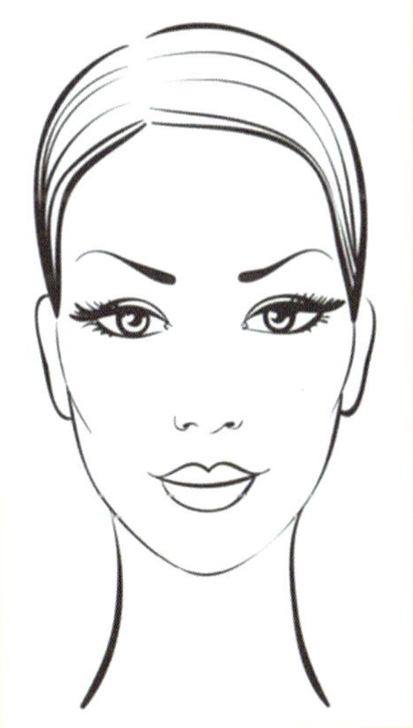

Datum der Behandlung **2. Besuch**	
Behandelter Bereich	
Produkte	**Batch-Nr.**
Notizen	
Wurde vorher und nachher fotografiert? ☐ **ja** / ☐ **nein**	

Beispiel eines Behandlungsprotokolls

2

Die Haut

Die Haut

Die drei Schichten der Haut

Das Bindegewebe

Hauttypen

Die Haut

Die Haut dient als äußerer Schutz vor Eindringlingen, wie z.B. Krankheitserregern und flüssigen oder festen Fremdsubstanzen. Sie will uns vor mechanischen Verletzungen und Strahlenschäden schützen. Des Weiteren vor Flüssigkeits-, Elektrolyt- und Proteinverlusten, die bei schweren Verbrennungen lebensbedrohliche Ausmaße annehmen.
Sie reguliert den Wärmehaushalt des Körpers. Wenn wir z.B. schwitzen, steuert der Körper mit einer erhöhten Schweißproduktion dagegen, um so einer Überhitzung vorzubeugen.
Bei Kälte werden die Haut und das Unterhautfettgewebe nur noch gering durchblutet und beide wirken dadurch als Isolierschicht. Eine Kopf- und Körperbehaarung trägt ebenfalls zum besseren Schutz vor Kälte bei.

Die Haut ist mit Bakterien und Pilzen besiedelt, mit denen der Mensch in Symbiose lebt. Sie bilden die sogenannte residente Hautflora. Die menschliche Haut hat einen durchschnittlichen pH-Wert von 5,5.
Werfen wir hier einen kurzen Blick auf die PH-Werte. 7,0 ist ein normaler bzw. neutraler PH-Wert. 1,0 ist ein sehr saurer Wert, den wir z.B. in unserer Magensäure vorfinden. Der Wert von 5,5 liegt zwischen diesen beiden Werten, allerdings etwas mehr zum neutralen Wert hin, aber ist dennoch ein etwas saurer Wert. Man nennt dies auch den Säureschutzmantel der Haut.
Durch zu häufiges Baden und Duschen mit entsprechenden Duschgels zerstören wir allmählich diesen Schutzmantel. Des Weiteren ist die Haut ein Kontakt- und Sinnesorgan. Sie ist ausgestattet mit Schmerzrezeptoren, Druckrezeptoren, Thermorezeptoren, Kälte und Wärmerezeptoren, Tastrezeptoren, (besonders in den Fingerspitzen, der Brustwarze, der Zunge, der Afterregion und den äußeren Geschlechtsorganen).
Die Haut prägt das Erscheinungsbild eines Menschen und ist deshalb Gegenstand kosmetischer Bemühungen, schon solange wie es Menschen gibt. Dazu gehört in der heutigen Zeit die Faltenunterspritzung mit Hyaluronsäure. Die Haut ist mit 1,5 – 2 qm das größte Organ unserer Körpers und wird zuerst einmal grob in 3 Schichten eingeteilt:

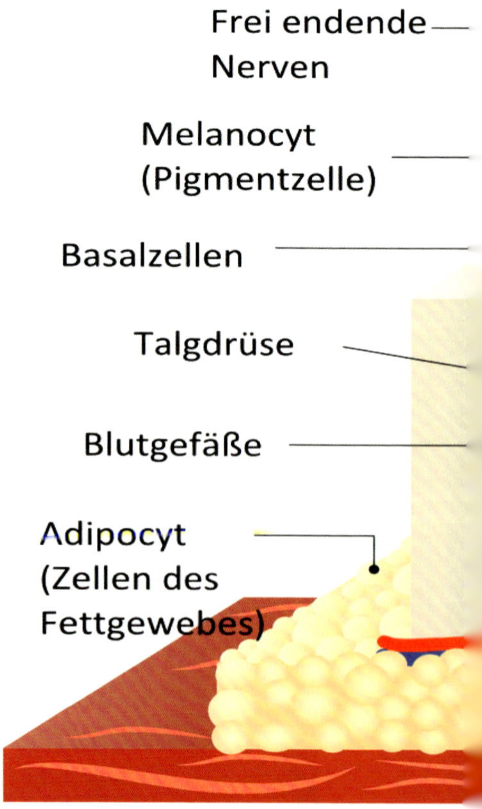

Die 3 Schichten der Haut

Die Aufteilung der Haut erfolgt in folgende drei Schichten:

Oberhaut

Die Oberhaut (Epidermis) hat eine Besonderheit: In ihr befinden sich keine Blutgefäße.
An den Fußsohlen wird sie bis zu mehreren Millimetern dick. Je älter wir werden, desto weniger ist die Haut in der Lage, eine Zellteilung vorzunehmen und es entsteht eine Minderversorgung. Dadurch bekommt die Haut Falten. Ihre trockene Oberfläche neigt zu Einrissen. Die Oberhaut wird dünner. Das sieht man daran, dass die Blutgefäße deutlicher hervortreten.

Lederhaut

Die Lederhaut (Dermis) ist hauptverantwortlich für die Entstehung der Falten, da sie für Elastizität und Spannkraft sorgt und die Oberhaut an der Unterhaut befestigt und ernährt. Sie besteht u.a. aus Elastin-Fasern und

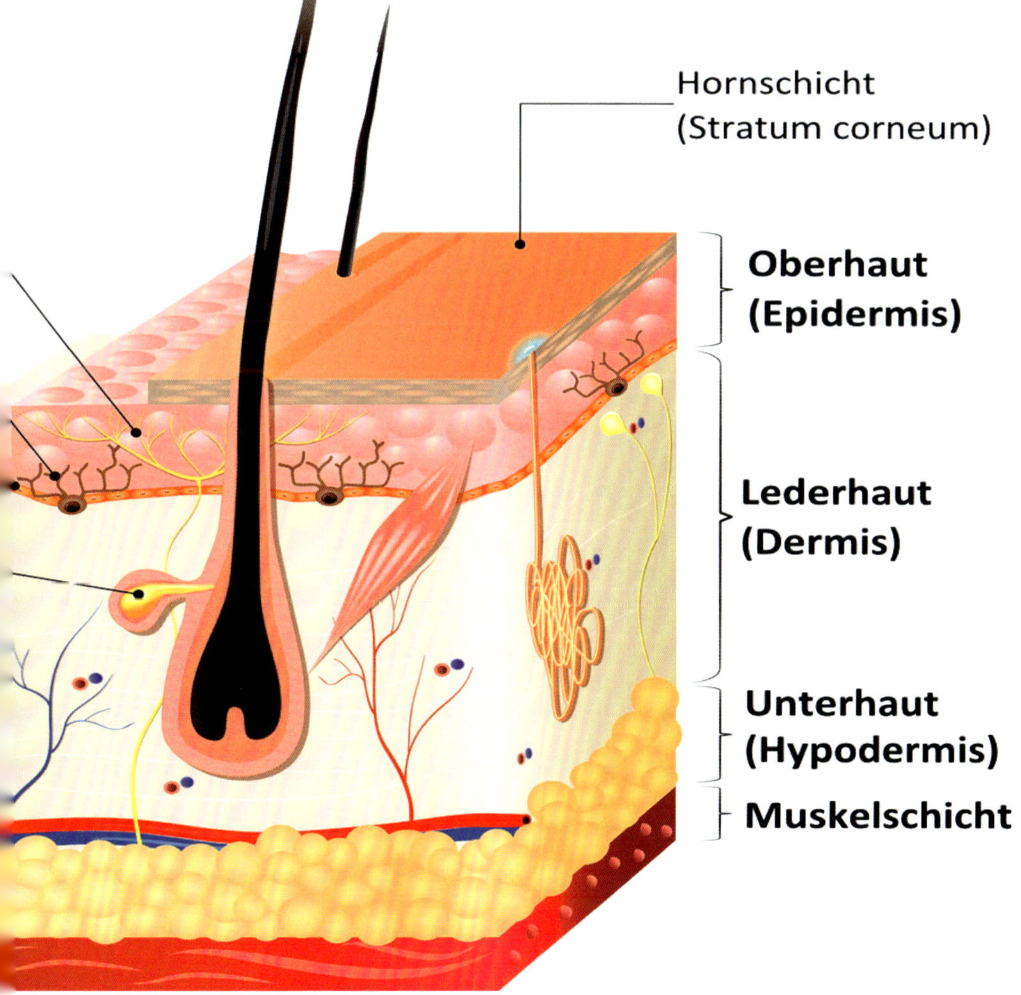

Kollagen. Mit der Zeit nimmt das körpereigene Kollagen ab und es bleiben nur noch die Elastin-Fasern übrig. Diese einst elastischen Fasern verteilen sich ungleichmäßig und werden schlaff, wodurch Falten entstehen. In der Dermis befinden sich sehr viele Blutgefäße. Auch halten sich hier die unterschiedlichsten Zellen auf, z.B. u.a. die Fibroblasten, die Bindegewebe aufbauen.

Unterhaut

Die Unterhaut (Subkutis) ist ein meist lockeres Bindegewebe, das die Haut mit den darunter befindlichen Strukturen verbindet. Das dazwischen liegende Fettgewebe ist ein Energiespeicher und isoliert die Körperwärme. Hier finden sich Blutgefäße, Nerven, und Hautanhangsgebilde, die zum Teil aus der Dermis stammen.

Das Bindegewebe

Unser Bindegewebe besteht aus Kollagen und elastischen Fasern. Seine Aufgabe ist es, die Strukturen des Körpers zu stützen und zu festigen. Die Gewebespannung ist umso geringer, je weniger straffende, also kollagene Fasern im Bindegewebe vorhanden sind. Die Folge davon ist, dass es zur Erschlaffung der äußeren Haut kommt. Bei einer Bindegewebsschwäche in jungen Jahren liegt eine Minderwertigkeit des Stützgewebes vor, was meist erblich bedingt ist. Es kann aber auch Folge fehlender körperlicher Betätigung oder altersbedingt sein.

Zur Stärkung des Bindegewebes empfiehlt sich z.B. Joggen, Nordic Walking und Schwimmen. Unterstützen sollten Sie das Ganze durch eine ausgewogene, vitamin- und mineralstoffreiche Ernährung. Verzichten Sie auf Alkohol und Nikotin.

Finden wir bei der Unterspritzung eine feste Bindegewebestruktur vor, macht sich das in Form eines Druck bzw. Verdrängungsschmerzes bemerkbar. Für den Patienten ist das in dem Moment nicht gerade sehr angenehm, jedoch können Sie ihm nach der Unterspritzung versichern, dass er an dem Ergebnis der Unterspritzung lange Freude haben wird.

Was passiert:
Bei einer festen Struktur können sich die Hyaluronsäure-Moleküle direkt mit dem Gewebe verbinden und bleiben an Ort und Stelle liegen, an die sie appliziert wurden. Da die Materialien gerne den Weg des geringsten Widerstandes gehen, kann es bei einer durchlässigen Gewebestruktur vorkommen, dass das Material nicht genügend Halt findet und in eine tiefere Gewebeschicht abrutscht. Das Ergebnis ist dann nicht so optimal.

Hauttypen

Die am häufigsten verwendete Klassifikation von Hauttypen wurde 1975 von dem US-Dermatologen Thomas Fitzpatrick entwickelt. Danach gibt es bezüglich der Sonnenempfindlichkeit sechs Hauttypen mit unterschiedlicher Eigenschutzzeit. Die Einteilung der Hauttypen ist relativ grob und die Übergänge oft fließend. Der wichtigste Faktor für die Bestimmung des Hauttyps ist die Farbe der unbestrahlten Haut bei Tageslicht. Hinzu kommen Merkmale wie z.B. Augen- und Haarfarbe, das beobachten des Bräunungsverhaltens und die Sonnenbrandneigung. All das sind lediglich Indizien zur Bestimmung des Hauttyps. Um eine gesicherte Bestimmung zu erhalten, ist die Messung des prozentualen Gehalts an Eumelanin in der Haut bei einem Dermatologen notwendig. Melanin tritt beim Menschen vor allem in zwei Varianten auf: eine braun-schwärzliche (Eumelanin) und eine hellere, gelblich-rötliche (Phäomelanin) Variante. Die Zuordnung zu einem Hauttyp hängt von der Menge des individuell produzierten Melanins ab und steht nicht in Zusammenhang mit der Zahl der Melanozyten.

Eigenschutzzeit

Im Laufe eines Tages sollte man die nicht gebräunte Haut nur so lange der Sonne aussetzten, dass sie nicht rot wird. Ansonsten ist die Eigenschutzzeit der Haut überschritten.
Je nach Hauttyp ist das zwischen drei Minuten (Hauttyp I) und vierzig Minuten (Hauttyp IV). Sie wird standardisiert bei UV-Index 8 (Mittagssonne im Sommer in Mitteleuropa).

Bei vorgebräunter Haut (Bräune durch Selbstbräuner und durch Solarium ausgeschlossen) ist die Eigenschutzzeit höher.

Typ I

Keltischer Typ

Merkmale

- sehr helle Hautfarbe
- rötliches oder hellblondes Haar
- blaue, grüne oder hellgraue Augen
- Sommersprossen
- sehr helle Brustwarzen
- wird nicht braun, sondern bekommt Sommersprossen
- sehr häufig Sonnenbrand
- sehr hohes Hautkrebsrisiko

Eigenschutzzeit

<10 Minuten

Typ II

Nordischer Typ

Merkmale

- helle Hautfarbe
- blonde, hellbraune, dunkelbraune Haare
- blaue, graue oder grüne Augen
- oft Sommersprossen
- mäßig pigmentierte Brustwarzen
- langsame, minimale Bräunung
- häufig Sonnenbrand,
- hohes Hautkrebsrisiko

Eigenschutzzeit

10 - 20 Minuten

Typ III

Mischtyp

Merkmale

- mittlere Hautfarbe
- dunkelbraunes oder hellbraunes, dunkelblondes Haar, manchmal auch blondes oder schwarzes Haar
- braune, blaue, grüne oder graue Augen
- kaum Sommersprossen
- mäßig braune Brustwarzen
- langsame, aber fortschreitende Bräunung bis hellbraun
- manchmal Sonnenbrand, es besteht die Gefahr auf Hautkrebs

Eigenschutzzeit

20 - 30 Minuten

Typ IV

Mediterraner Typ

Merkmale

- bräunliche oder olivfarbene Haut auch in ungebräuntem Zustand
- braune Augen
- braunes oder schwarzes Haar
- keine Sommersprossen
- dunkle Brustwarzen
- schnelle Bräunung bis mittelbraun
- selten Sonnenbrand
- es besteht ein niedriges Hautkrebsrisiko

Eigenschutzzeit

>30 Minuten

Typ V

Dunkle Hauttypen

Vorwiegend Menschen aus Arabien, Nordafrika, dunkle Asiaten

Merkmale

- dunkle bis hellbraune Haut, auch in ungebräuntem Zustand, oft ein grauer Unterton
- schwarze Augen
- schwarzes Haar
- keine Sommersprossen
- schnelle Bräunung bis dunkelbraun
- kaum Sonnenbrand
- sehr niedriges Hautkrebsrisiko, trotzdem ist Vorsicht geboten

Eigenschutzzeit

>90 Minuten

Typ VI

Schwarze Hauttypen

Vorwiegend Menschen aus Subsahara-Afrika, Indien und Australien

Merkmale

- dunkelbraune bis schwarze Haut, auch in ungebräuntem Zustand
- schwarze Augen
- schwarzes Haar
- keine Sommersprossen
- praktisch nie Sonnenbrand
  fast gar kein Hautkrebsrisiko

Eigenschutzzeit

>90 Minuten

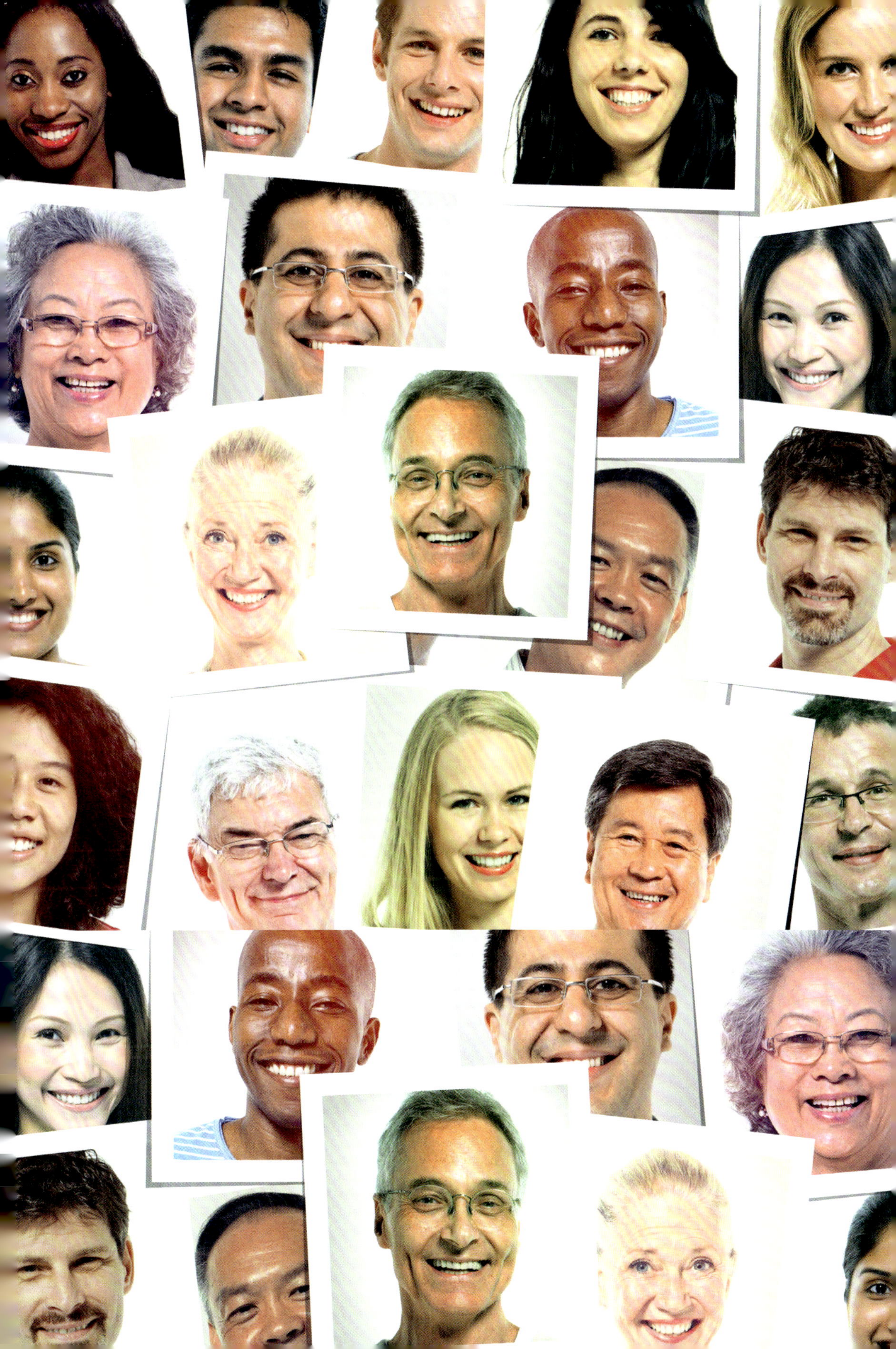

Buchstruktur

Bevor wir uns den Hauptthemen zuwenden möchten wir Ihnen noch einen kleinen Überblick über die nachfolgende Buchstruktur geben.

- Falten allgemein
- Unterspritzungstechniken
- Falte für Falte.

In allen Bereichen wird das gleiche Thema unter anderen Gesichts- und Schwerpunkten behandelt. Dabei ist es unvermeidbar, dass Wiederholungen auftreten. Aber nur so konnten wir eine umfassende und übersichtliche Auflistung erstellen.
In Teil I - Falten allgemein - bekommen Sie eine Übersicht über die verschiedenen Falten in den unterschiedlichen Gesichtsbereichen.
Bei Teil II - Unterspritzungstechniken - werden wir Ihnen, wie der Name es schon sagt, die verschiedenen Techniken, die bei der Faltenunterspritzung mit Hyaluronsäure angewendet werden, genau erklärt. Dabei wird auf Risiken, Fehler und Schwierigkeiten, die bei der jeweiligen Technik auftreten können, hingewiesen. Ebenso werden Empfehlungen ausgesprochen, welche Falte sich damit am besten unterspritzen lässt.
In Teil III - einzelne Falten - wird Falte für Falte behandelt. Hierbei wird jede Falte genaustens beschrieben und abgebildet. Dazu werden die Unterspritzungstechniken, Tipps und Tricks, Hautschichten und die passende Hyaluronsäure erläutert. Somit erhalten Sie eine sehr detaillierte Übersicht.

3

Bereiche

Allgemeines

Gesichtsbereich 1

Gesichtsbereich 2

Gesichtsbereich 3

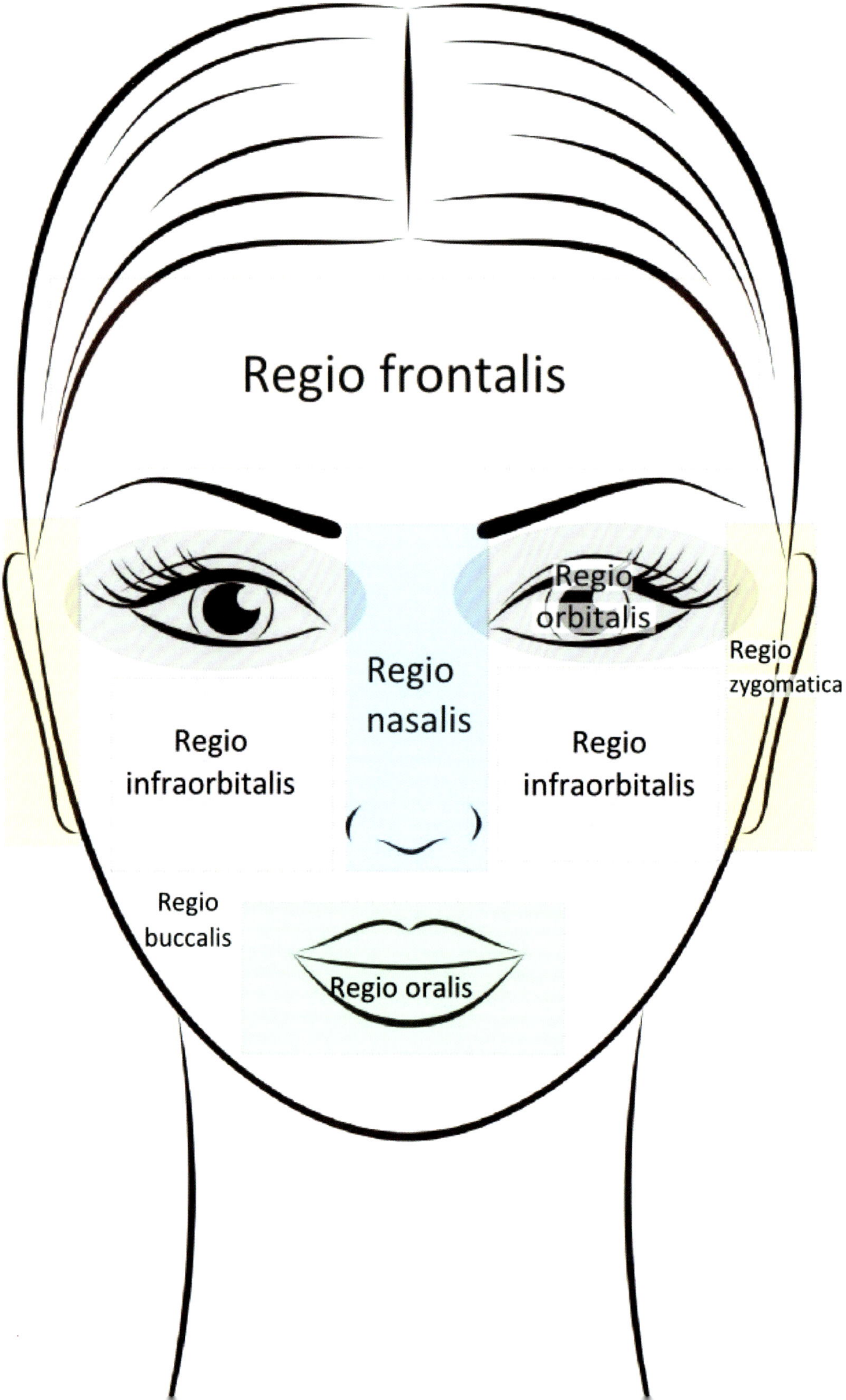
Regio frontalis
Regio orbitalis
Regio zygomatica
Regio nasalis
Regio infraorbitalis
Regio infraorbitalis
Regio buccalis
Regio oralis

Allgemeines / Konzept

Zum Erlernen der Faltenunterspritzung bieten wir Ihnen in unserem Ausbildungszentrum in Datteln und Essen ein durchdachtes Konzept und Kurse an, die nahtlos aufeinander aufbauen. Nachdem Sie den fundierten Grundlagenkurs absolviert haben, werden die nachfolgenden Kurse und angebotenen Workshops für Sie immer preiswerter. Denn je mehr Sicherheit Sie in den Seminaren erlangen, desto eher werden die Modelle in den Übungs-Workshops bereit sein, sich von Ihnen unterspritzen zu lassen und die Materialkosten zu tragen.

Grundkurs G1
Bei diesem Kurs handelt es sich um einen fundierten Grundlagenkurs, der alle benötigten Informationen & Fertigkeiten vermittelt, damit Sie sofort mit der Arbeit anfangen können. Uns ist wichtig, dass Sie wissen was Sie tun und welches Material wann, wie, wo eingesetzt wird, um ein optimales Ergebnis zu erreichen. Dazu gehört ebenso eine ausführliche Aufklärung des Patienten mittels eines Aufklärungsbogens, einer Einwilligungserklärung, Dokumentation und Honorarvereinbarung. Im Grundkurs nehmen wir die untere Gesichtspartie durch.

Zuerst wird im theoretischen Teil die richtige Zusammensetzung der Spritze geübt. Danach haben Sie die Möglichkeit, alle Unterspritzungstechniken vorab an unseren Simulationsmodellen mit einer mit Ultraschallgel gefüllten Spritze zu üben. So erwerben Sie die ersten Fingerfertigkeiten und machen sich mit dem Umgang mit der Spritze vertraut.

Fortgeschrittenenkurs F1
Der F1-Kurs baut auf den G1-Kurs auf. Hier wird die obere Gesichtshälfte sowie die Hals- und Dekolleté-Unterspritzung durchgenommen.

Fortgeschrittenenkurs F2
Der F2-Kurs baut auf G1 und F1 auf und befasst sich schwerpunktmäßig mit zwei großen Themen: Die Lippenunterspritzung sowie die Augenunterspritzung mit der stumpfen Kanüle. Weitere Themen: Ohr, Nase, Hände, Ellbogen, Straffung von Oberarmen.

Themenworkshops
Diese Workshops bieten Ihnen die Gelegenheit, ein bestimmtes Thema, z.B. Auge und rund ums Auge oder Lippe und rund um die Lippe, zu vertiefen und zu üben.

Profi-Workshop
Dieser Workshop ist ein intensiver Übungs-Workshop, der Ihnen die Möglichkeit bietet unter Anleitung mehrere Modelle hintereinander zu unterspritzen.

Zur Veranschaulichung stellen wir nachfolgend die Kursinhalte bildlich dar.

Gesichtsbereich 1

G1 - Kurs

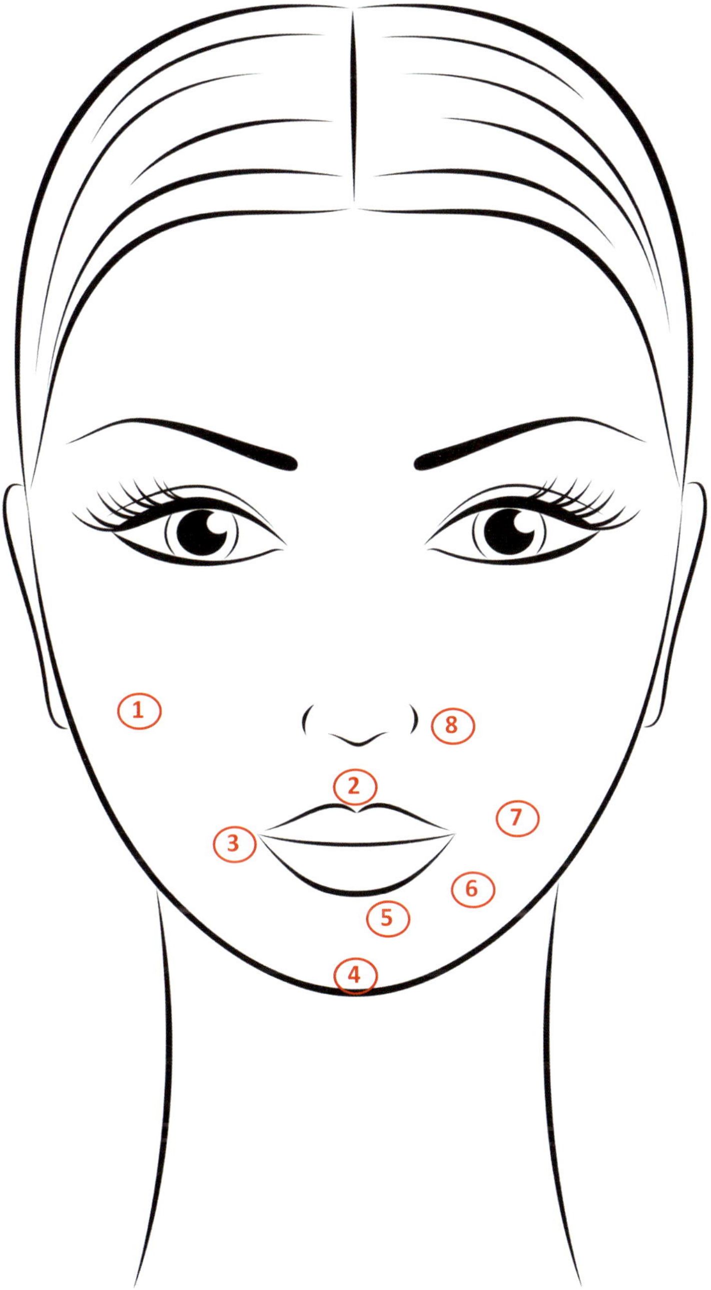

1 - Volumenaufbau der Wangen
2 - Periorale Falten
3 - Mundwinkelanhebung
4 - Kinnfalten
5- Mentolabialfalten
6 - Mundwinkelfalten/Marionettenfalten
7 - Lachfalten
8 - Nasolabialfalten

Gesichtsbereich 1

1 - Volumenaufbau der Wangen
2 - Periorale Falten
3 - Mundwinkelanhebung
4 - Kinnfalten
5 - Mentolabialfalten
6 - Mundwinkelfalten/Marionettenfalten
7 - Lachfalten
8 - Nasolabialfalten

Die hier vorgestellten Falten entsprechen dem Kursinhalt unseres Grundlagenkurses (G1), der sich vorwiegend mit der unteren Gesichtshälfte beschäftigt.

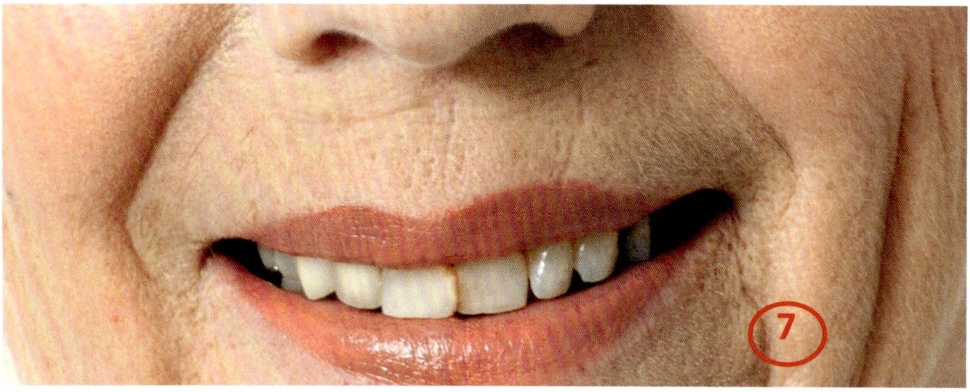

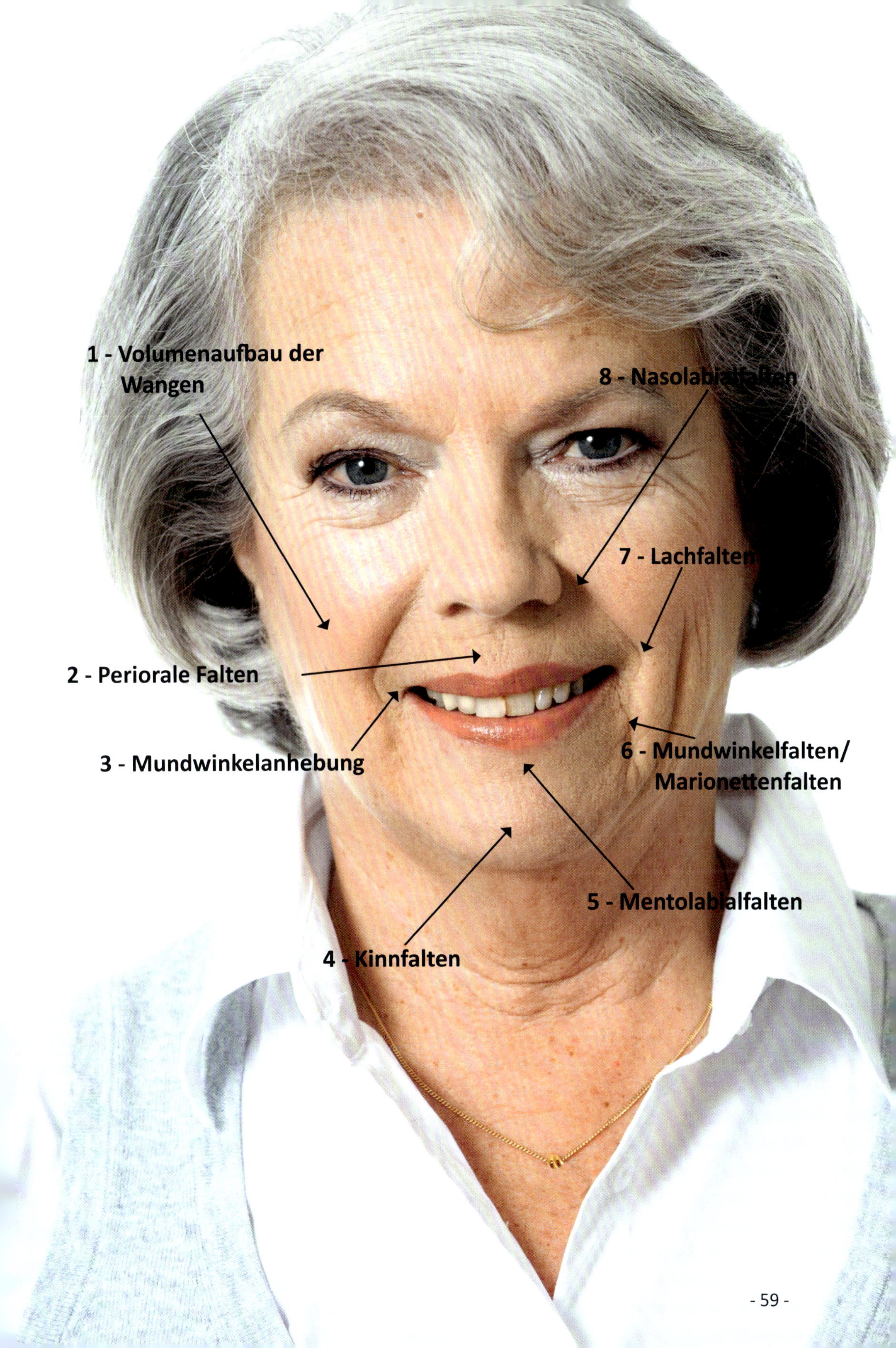
1 - Volumenaufbau der Wangen
8 - Nasolabialfalten
7 - Lachfalten
2 - Periorale Falten
3 - Mundwinkelanhebung
6 - Mundwinkelfalten/ Marionettenfalten
5 - Mentolabialfalten
4 - Kinnfalten

Gesichtsbereich 2

F1 - Kurs

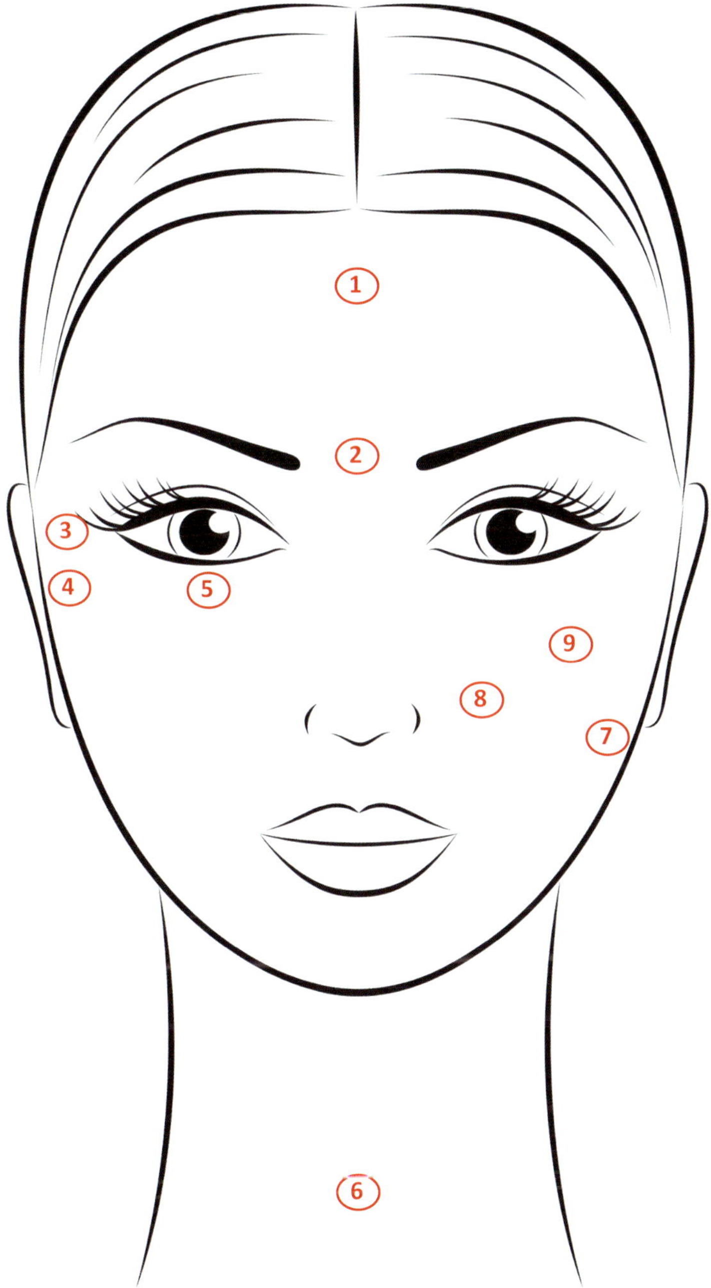

1 - Stirnfalten
2 - Glabellafalten
3 - Periorbitale Falten, sog. Krähenfüße
4 - Erfrischung & Straffung der Augenlachfältchen, sog. Knitterfältchen
5 - dunkle Augenringe
6 - Hals-Dekolleté-Erfrischung
7 - Kleines Facelifting
8 - Gesichtserfrischung & Gesichtsstraffung
9 - Volumenaufbau der Wangenknochen

Gesichtsbereich 2

1 - Stirnfalten
2 - Glabellafalten
3 - Periorbitale Falten, sog. Krähenfüße
4 - Erfrischung und Straffung der Augenlachfältchen
5 - dunkle Augenringe
6 - Hals-Dekolleté-Erfrischung und Falten
7 - kleines Facelifting
8 - Gesichtserfrischung und Gesichtsstraffung
9 - Volumenaufbau der Wangenknochen

Die hier vorgestellten Falten entsprechen dem Kursinhalt unseres Fortgeschrittenenkurses F1.

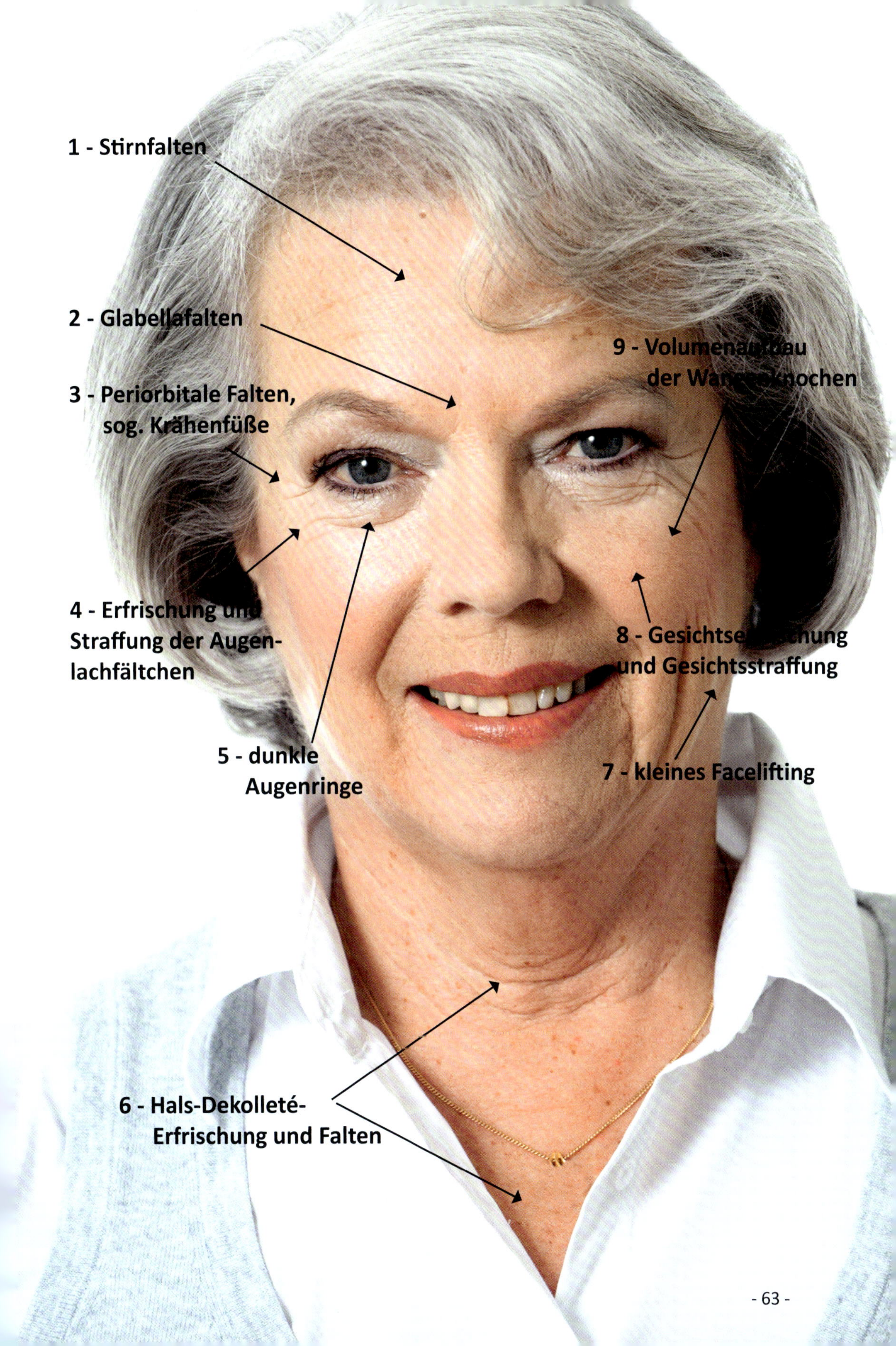
1 - Stirnfalten
2 - Glabellafalten
3 - Periorbitale Falten, sog. Krähenfüße
4 - Erfrischung und Straffung der Augen-lachfältchen
5 - dunkle Augenringe
6 - Hals-Dekolleté-Erfrischung und Falten
7 - kleines Facelifting
8 - Gesichtserfrischung und Gesichtsstraffung
9 - Volumenaufbau der Wangenknochen

Gesichtsbereich 3

F2 - Kurs

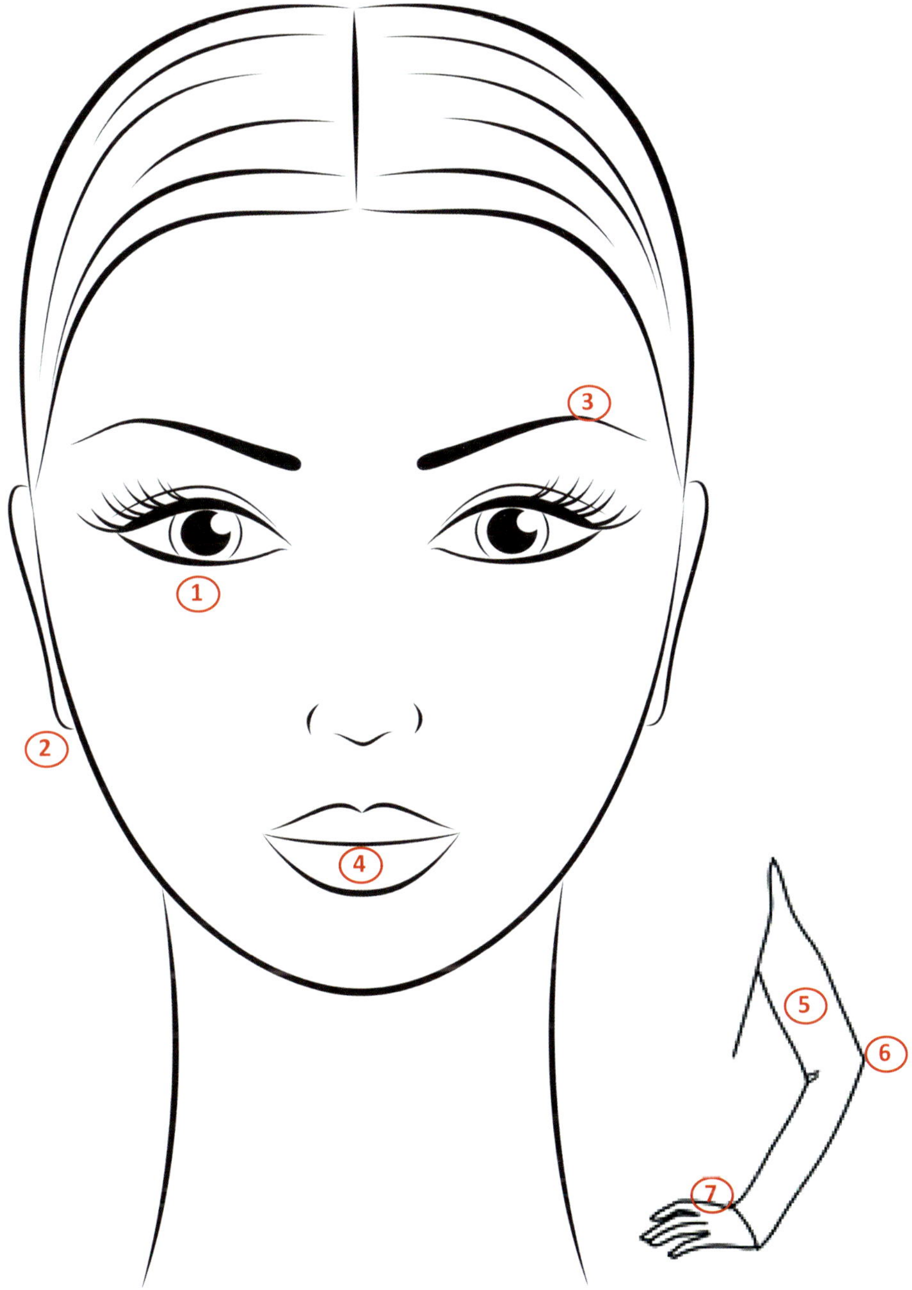

1 - Trännenrinne

2 - Ohrfalten/ Ohr- und
Ohrläppchenstraffung

3 - Augenbrauenanhebung

4 - Lippenrand / Lippenaufbau / Lippenvolumen

5 - Straffung von Oberarmen

6 - Ellbogen-Fältchen

7 - Hände-Erfrischung und Volumenaufbau

Gesichtsbereich 3

1 - Trännenrinne
2 - Ohrfalten / Ohr- & Ohrläppchenstraffung
3 - Augenbrauenanhebung
4 - Lippenrand / Lippenaufbau / Lippenvolumen
5 - Straffung von Oberarmen
6 - Ellbogen-Fältchen
7 - Hände-Erfrischung und Volumenaufbau

Die hier vorgestellten Falten entsprechen dem Kursinhalt unseres Fortgeschrittenenkurses F2.

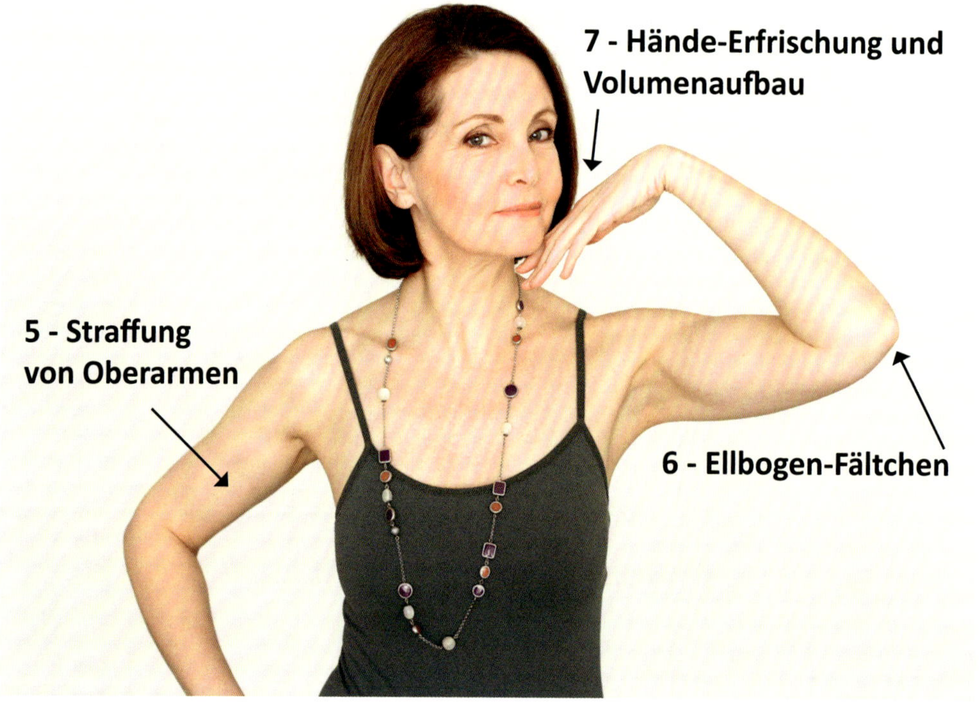

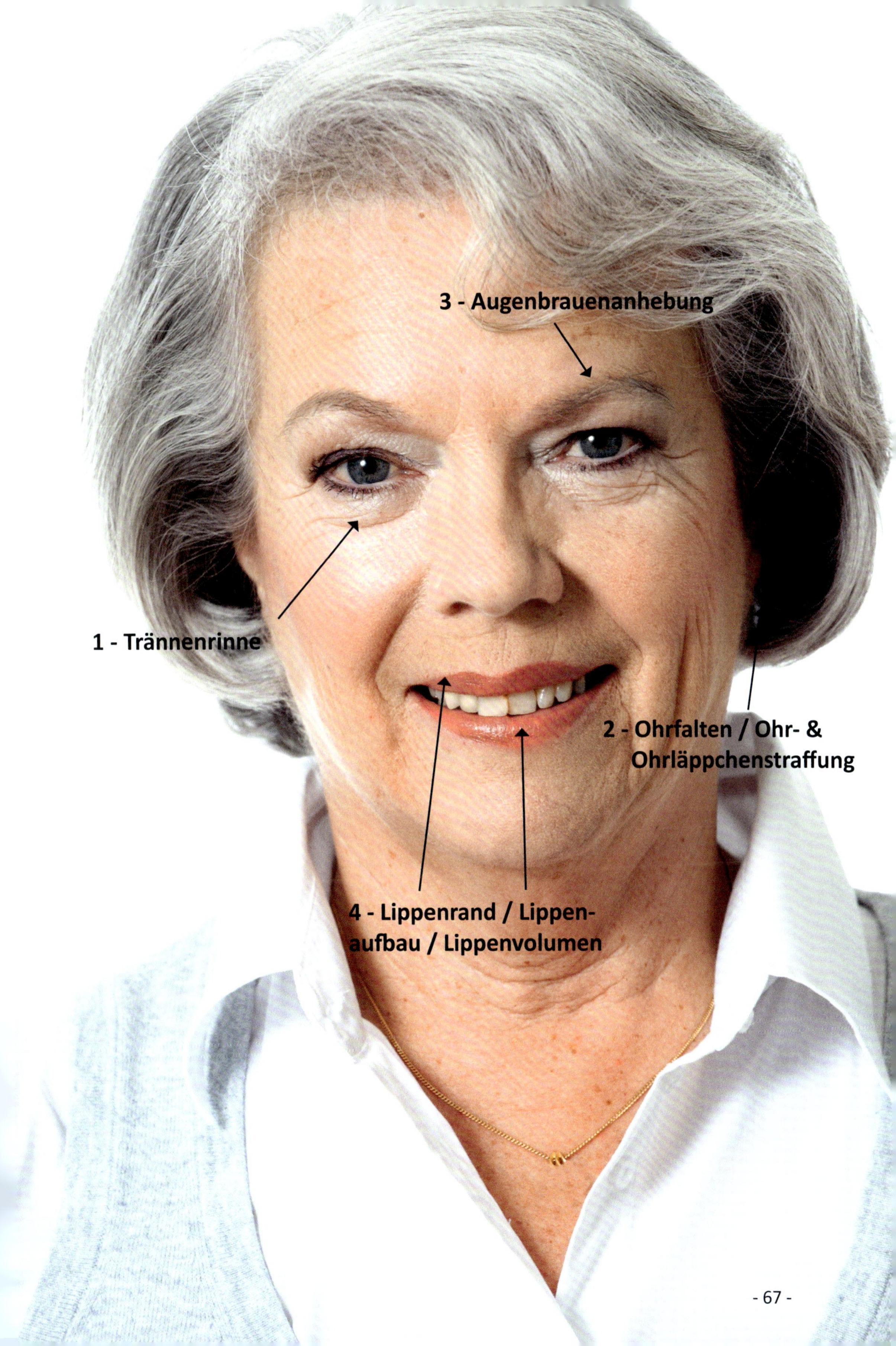
3 - Augenbrauenanhebung
1 - Trännenrinne
2 - Ohrfalten / Ohr- &
Ohrläppchenstraffung
4 - Lippenrand / Lippen-
aufbau / Lippenvolumen

4

Techniken

Unterspritzungstechniken Übersicht

Criss-Cross-Technik

Fächertechnik

Lineare Technik

Mikropapulartechnik

Multipunkturtechnik / Nappage-Technik

Punkttechnik

Sandwichtechnik

Säulentechnik / Towertechnik

Vibriertechnik

Unterspritzungstechniken

Übersicht

In diesem Kapitel stellen wir Ihnen sieben verschiedene Unterspritzungstechniken vor. Zur besseren Übersicht sind diese alphabetisch sortiert. Die Sortierung hat keine Aussage über den Schwierigkeitsgrad der jeweiligen Technik.
Jede Technik wird mit Bildern veranschaulicht dargestellt. Für die schnelle Übersicht gibt es einen Infokasten mit den wichtigsten Stichpunkten zu der jeweiligen Technik.
Zudem wird es Empfehlungen geben, welche Falten sich mit den einzelnen Techniken am besten unterspritzen lassen und wo die Schwierigkeiten bei der jeweiligen Technik liegen könnten.

Folgende Techniken werden vorgestellt

- Criss-Cross-Technik
- Fächertechnik
- Lineare Technik
- Mikropapulartechnik
- Multipunkturtechnik / Nappage-Technik
- Punkttechnik
- Sandwichtechnik
- Säulentechnik / Towertechnik
- Vibriertechnik

Criss-Cross-Technik

Beschreibung

Bei dieser Technik wird, wie der Name es schon vermuten lässt, durch Quer- und Längsinjektionen (Überkreuz) eine Art Gitter gespritzt.
Man beginnt mit den beiden Längsstrichen. Dazu wird die Nadel am Ende des zu behandelnden Bereichs mit dem Schliff nach oben eingestochen und das Material wird beim Zurückziehen der Nadel appliziert.

Nach der Injektion wird die Nadel wieder aus der Haut herausgezogen und die zweite Injektion, ca. 3-5 mm neben der ersten, in die gleiche Richtung gesetzt. Dazu stechen Sie die Nadel wieder mit dem Schliff nach oben ein.

Sind die ersten beiden Injektionen gesetzt, folgt eine Weitere, die jetzt quer über dem zuvor applizierten Material injiziert wird.
Diese Querinjektion wird ebenfalls im Abstand von ca. 3-5 mm wiederholt.

Meist sind 4 Injektionen, also zwei längs, zwei quer, ausreichend. Zum Teil reicht auch schon eine Längs- und eine Querinjektion.

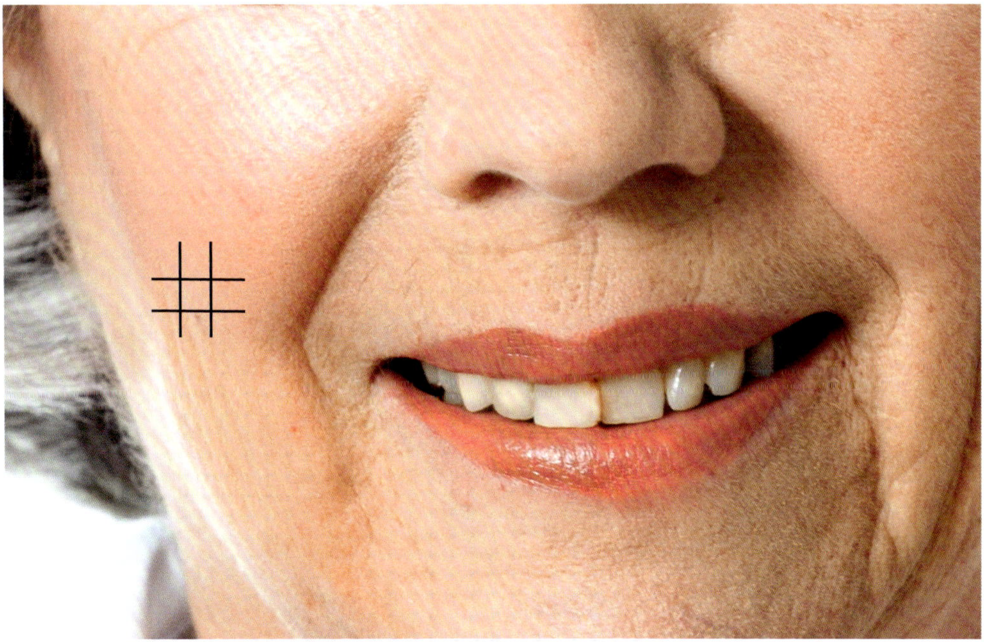

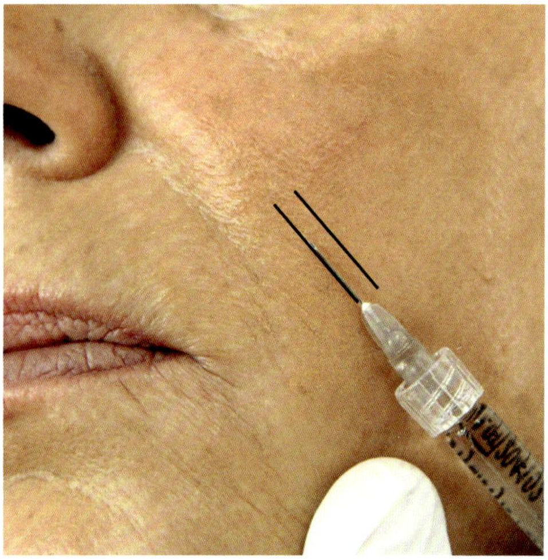

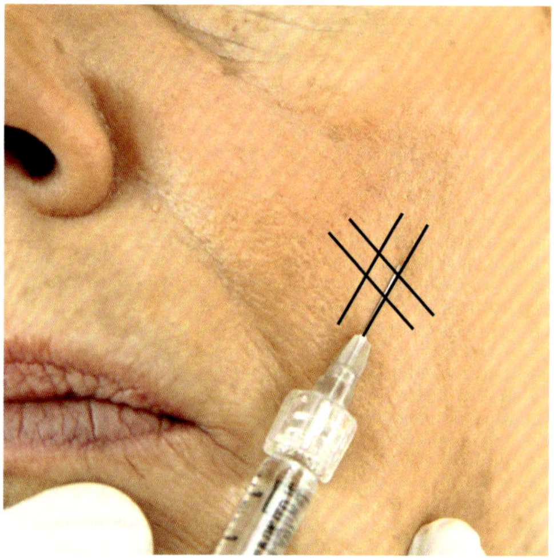

Darstellung zur Verdeutlichung der Längs/Quer Spritztechnik.

Anwendungsbereiche

Ideal für den Volumenaufbau der Wangen. Generell ist diese Methode immer dort empfehlenswert, wo Volumen gegeben werden soll.

Material

- mittlere Dermis
  → quervernetzte Hyaluronsäure
- tiefere Dermis
  → stark vernetzte Hyaluronsäure

Auf einen Blick

Criss-Cross-Technik

Praktisch

- Schliff nach oben
- im 20-30° Winkel einstechen
- Längsstich zuerst
- applizieren beim Zurückziehen
- kreuzweise arbeiten (2-4 Injektionen)
- 3-5 mm Abstand

Theoretisch

- genereller Volumenaufbau
- besonders Wangen
- gibt mehr Spannkraft

Fächertechnik

Die Fächertechnik eignet sich sehr gut, um das Nasendreieck aufzufüllen oder im gesamten Wangenbereich Volumen aufzubauen.
Die Nadel wird am Ende des zu behandelnden Bereichs, wie bei der linearen Technik, eingestochen und nach vorne unter die Falte geschoben.
Beim Zurückziehen der Nadel das Material injizieren. Jedoch wird die Nadel jetzt nicht herausgezogen, sondern in eine andere Richtung wieder nach vorne geschoben und wie zuvor wird, erst beim erneuten Zurückziehen, das Material injiziert. Das Ganze kann mehrfach wiederholt werden.
Der Vorteil bei dieser Methode ist, dass nur 1-mal eingestochen werden muss und ein größerer Bereich aufgefüllt werden kann.
Dadurch ersparen Sie dem Patienten Schmerzen durch weitere Einstiche.
Zum großflächigen Volumenaufbau empfehlen wir, mit der stumpfen Kanüle zu arbeiten.

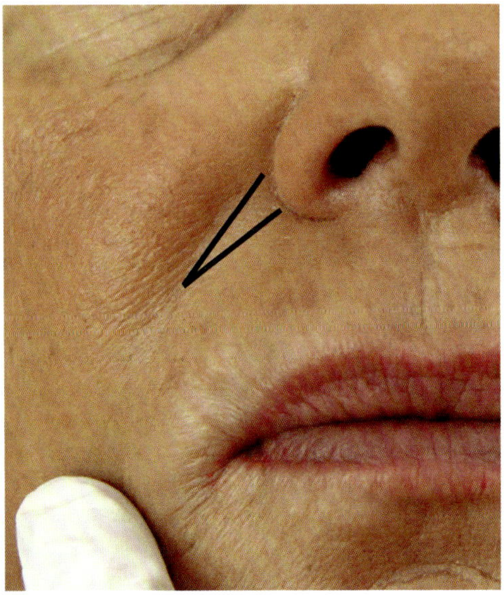

Anwendungsbereiche

Diese Methode ist gut geeignet für das Nasendreieck und den Volumenaufbau im gesamten Wangenbereich.

Material

- mittlere Dermis
  → quervernetzte Hyaluronsäure
- tiefere Dermis
  → stark vernetzte Hyaluronsäure

Auf einen Blick

Fächertechnik

Praktisch

- Schliff nach oben
- im 20-30° Winkel einstechen
- applizieren beim Zurückziehen
- nicht ganz herausziehen
- wdh. in die andere Richtung

Theoretisch

- Vorteil: nur 1 Einstich
- stumpfe Kanüle für große Flächen
- Nasendreieck & Volumenaufbau

Lineare Technik

Die Nadel wird am Ende der Falte, ca. im 20 bis 30° Winkel, eingestochen und entsprechend dem Material, in die mittlere Dermis (quervernetzte Hyaluronsäure) oder die tiefere Dermis (stark vernetzte Hyaluronsäure) parallel zur Falte vorgeschoben.
Wird mit einer unvernetzten Hyaluronsäure (Übergang zwischen Epidermis und Dermis) gearbeitet, wird die Nadel knapp unterhalb der Haut eingestochen und nach vorne geschoben. Horizontale Nadelführung wie bei der Quaddeltechnik.

Das Material wird erst beim Zurückziehen der Nadel langsam unter die Falte injiziert. Der Nadelschliff zeigt nach oben. Ist die Falte länger als die Nadel, wird anschließend das nächste Teilstück der Falte unterspritzt.

Tipp: Die Nadel etwas anheben, um zu kontrollieren, in welcher Gewebeschicht Sie sich befindet. Wurde die Nadel entsprechend dem Material, dass verwendet wird, zu hoch oder zu tief eingestochen, wird sie wieder abgesenkt, ein Stück zurückgezogen, jedoch ohne Material zu injizieren. Die Nadel nicht herausziehen. Jetzt erneut vorschieben, um so die gewünschte Gewebeschicht zu erreichen. Eventuell eine erneute Kontrolle durchführen. Vor dem Injizieren des Materials nicht vergessen, die Nadel wieder abzusenken.

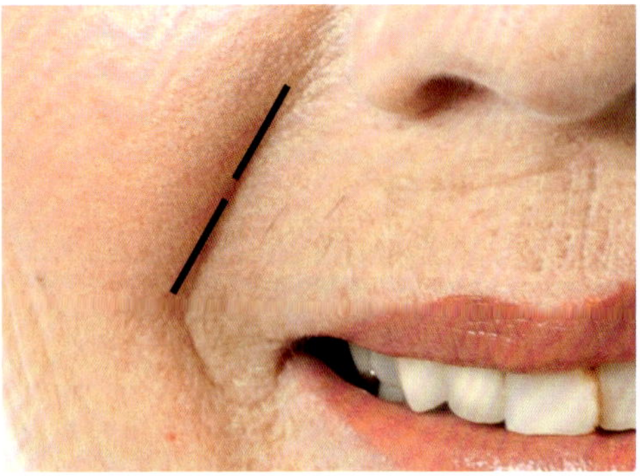

Dargestellt sind 1. und 2. Länge der zu unterspritzenden Falte

Anwendungsgebiete

Geeignet für alle geraden Falten.

Material

- mittlere Dermis
  → quervernetzte Hyaluronsäure
- tiefere Dermis
  → stark vernetzte Hyaluronsäure

Auf einen Blick

Lineare Technik

Praktisch

- Schliff nach oben
- im 20-30° Winkel einstechen
- applizieren beim Zurückziehen

Theoretisch

- bei langen Falten in Teilstücken arbeiten
- durch Anheben der Nadel Gewebeschicht kontrollieren (absenken nicht vergessen)

Mikropapulartechnik

Bei dieser Technik wird die Hyaluronsäure oberflächlich, in Abständen von 2 bzw. 3 mm, in die obere Dermis in kleinsten Mengen gleichmäßig unter die Haut appliziert. Der Schliff zeigt dabei nach unten.

Anwendungsgebiete

Diese Methode ist gut geeignet bei älterer oder stark dehydrierter Haut, um eine Gesichts-, Hals oder Dekolleté-Erfrischung durchzuführen.

Material

- unvernetzte Hyaluronsäure

Auf einen Blick

Mikropapulartechnik

Praktisch

- Schliff nach unten
- oberflächlich einstechen
- 2 bis 3 mm Abstand

Theoretisch

- geeignet für ältere, dehydrierte Haut

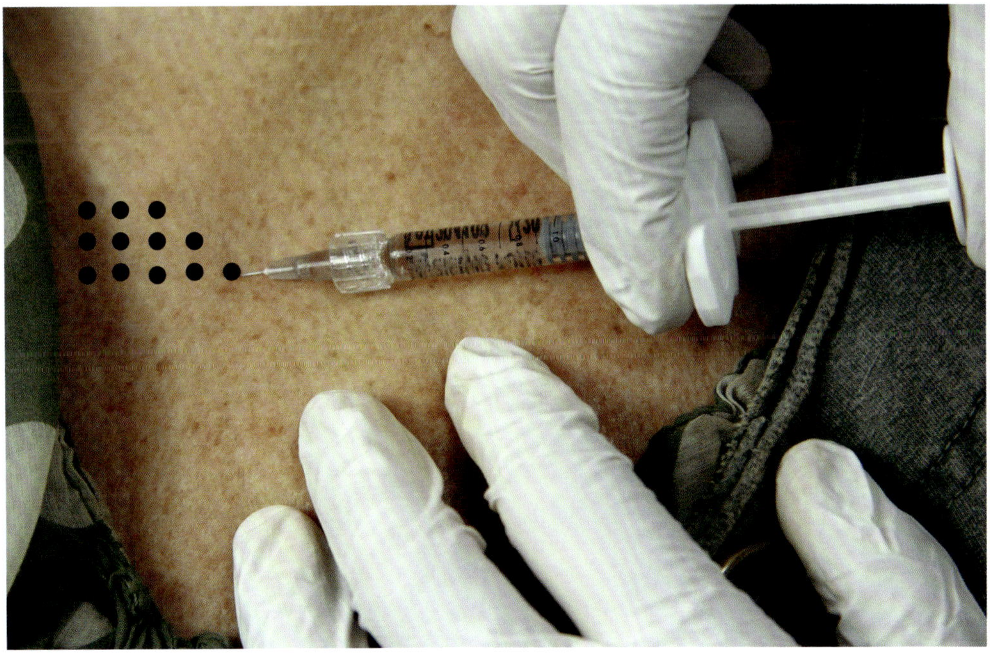

Multipunkturtechnik / Nappage-Technik

Die Multipunkturtecknik, auch die sogenannte Nappage-Technik, kann ebenfalls zur Erfrischung der Haut angewendet werden.
Der Schliff der Nadel zeigt nach oben und die Hyaluronsäure wird oberflächlich appliziert.
Es wird sehr schnell gearbeitet.
Das Material wird in ungeordneten Abständen in kleinsten Mengen in die Haut gebracht.

Auf einen Blick

Nappage-Technik

Praktisch

- Schliff nach oben
- oberflächlich einstechen
- schnell arbeiten

Theoretisch

- für junge oder leicht dehydrierte Haut

Indikation

Wird angewandt bei junger oder leicht dehydrierter Haut.

Material

- unvernetzte Hyaluronsäure

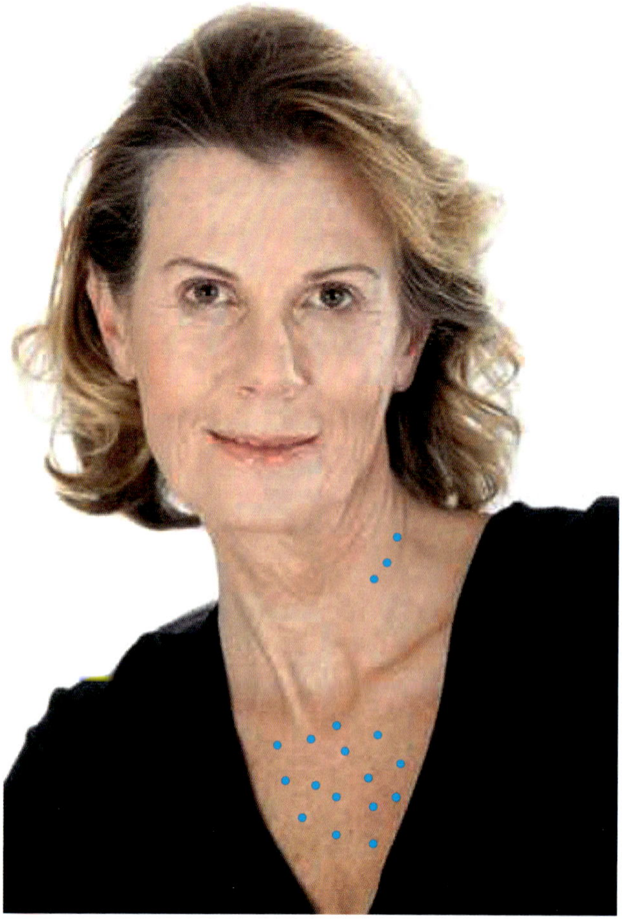

Punkttechnik

Überall dort, wo das Ergebnis evtl. nicht so optimal erscheint, kann mit nur einem Tropfen Hyaluronsäure eine gute Nachkorrektur erreicht werden.

Die Punkttechnik kann ausgeführt werden, indem die Nadel unter die Falte, dort wo der Tropfen Hyaluronsäure appliziert werden soll, eingestochen wird. Die Nadel nur so weit vorschieben, bis der Nadelschliff nicht mehr zu sehen ist, um dann genau an dieser Stelle 0,01 bis 0,05 ml Hyaluronsäure zu applizieren.

Mit dem DermiStyler Faltenunterspritzungssystem können „Punkte" von 0,01 / 0,02 & 0,05 ml appliziert werden. Dies ermöglicht ein Arbeiten mit höchster Präzision – ein sogenanntes Feintuning. (siehe Seite 203)

Es ist jedoch davon abzuraten, eine Falte generell, die Nasolabialfalte, die perioralen Falten oder die Glabellafalte, mit der Punkttechnik zu bearbeiten, da hier der Patient unnötig oft gestochen werden müsste.

Bei der Faltenunterspritzung bitte immer darauf hinarbeiten, sie für den Patienten so schonend wie möglich mit so wenigen Einstichen wie nötig durchzuführen.

Anwendungsgebiete

Kleine Dellen oder Vertiefungen, die korrigiert werden sollen.

Material

- mittlere Dermis
  → quervernetzte Hyaluronsäure
- tiefere Dermis
  → stark vernetzte Hyaluronsäure

Auf einen Blick

Punkttechnik

Praktisch

- Schliff nach oben
- nur Schliff einstechen
- 0,01 bis 0,05ml Hyaluronsäure reichen

Theoretisch

- Korrekturmaßnahme bei kleinen Dellen o.ä., zur Verbesserung des Ergebnisses
- nicht geeignet um Nasolabialfalten oder periorale Falten zu unterspritzen

Sandwichtechnik

Die Sandwichtechnik heißt Sandwichtechnik, weil hier zwei verschiedene Hyaluronsäurestärken übereinander injiziert werden.

Gearbeitet wird mit der linearen Technik. Eine stark vernetzte Hyaluronsäure wird in die tiefere Dermis injiziert. Anschließend wird eine Hyaluronsäure mit einem mittleren Vernetzungsgrad in die mittlere Dermis appliziert.

Es ist jedoch sehr selten, dass ein Patient die Sandwichtechnik wünscht, da hierbei sehr viel Material verbraucht wird.

Anwendungsgebiete

Nasolabialfalte. Diese Methode eignet sich, um in einigen Fällen, bei sehr tiefen Falten, ein optimales Ergebnis zu erzielen.

Material

- mittlere Dermis
  → quervernetzte Hyaluronsäure
- tiefere Dermis
  → stark vernetzte Hyaluronsäure

Auf einen Blick

Sandwichtechnik

Praktisch

- Schliff nach oben
- im 20-30° Winkel einstechen
- applizieren beim Zurückziehen
- 2 Stufen:
  1) tiefe Dermis mit stark vernetzter Hyaluronsäure
  2) mittlere Dermis mit quervernetzter Hyaluronsäure

Theoretisch

- für sehr tiefe Falten geeignet
- hoher Materialverbrauch

blaue Spritze = stark vernetzte Hyaluronsäure

rote Spritze = mittlerer Vernetzungsgrad

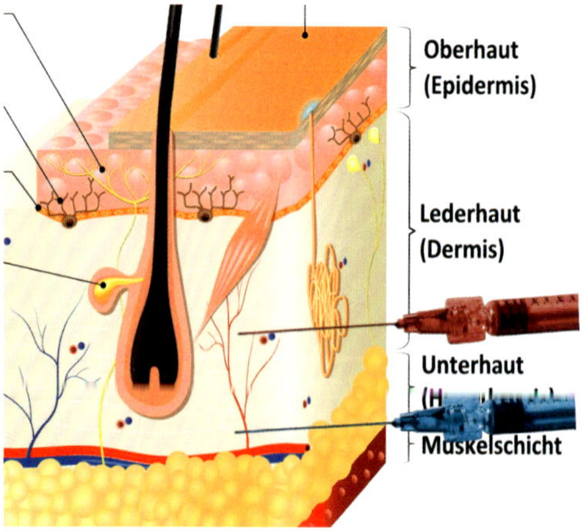

Säulentechnik / Towertechnik

Wie bei der subcutanen Injektionstechnik wird eine Hautfalte gebildet und die Nadel im Winkel von 90° senkrecht eingestochen. Jetzt in der Tiefe ein Depot von 0,05 ml abgeben, die Nadel ein Stück zurückziehen und ein zweites Depot abgeben. Oder es wird, wie bei der linearen Technik, beim Herausziehen der Nadel gleichmäßig Material appliziert. Wenn nötig, können auch mehrere solcher Säulen nebeneinander gesetzt werden.

Risiken & Schwierigkeiten

Hier bitte darauf achten, dass, wenn z.B. mit einer hochvernetzten Hyaluronsäure gearbeitet wird, diese nicht zu oberflächig abgegeben werden darf.

Anwendungsgebiete

Diese Methode ist gut geeignet für den Volumenaufbau an einer punktuellen Stelle, z.B. im Mundwinkelbereich, der Nasolabialfalte, im Wangen- und Kinnbereich.

Material

- mittlere Dermis
  → quervernetzte Hyaluronsäure - Nadel bis zur Hälfte einstechen (6mm)
- tiefere Dermis
  → stark vernetzte Hyaluronsäure - Nadel kann ganz versenkt werden

Auf einen Blick

Säulentechnik

Praktisch

- Schliff nach oben
- Hautfalte bilden
- im 90° Winkel senkrecht einstechen
- 1-2 Depots von 0,05-0,1ml abgeben
- oder beim Zurückziehen applizieren

Theoretisch

- hoher Materialverbrauch
- mehrere Säulen nebeneinander möglich
- gut für punktuellen Volumenaufbau

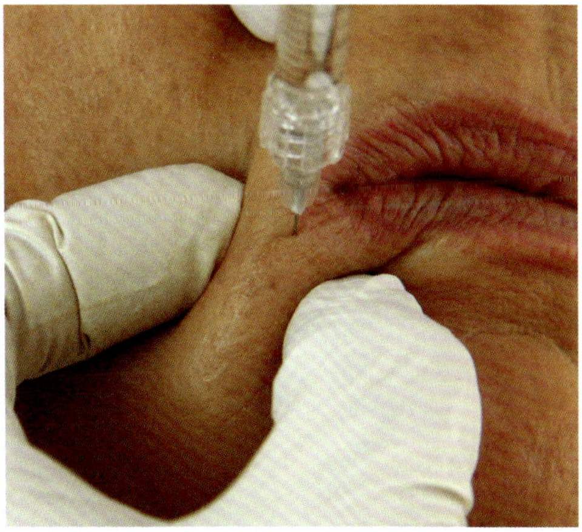

Vibriertechnik

Bei dieser Technik wird die Nadel genauso wie bei der linearen Technik eingestochen. Beim Zurückziehen und Injizieren des Materials wird die Nadel hin und her bewegt. Es sieht dann so aus, als würde die Nadel vibrieren.
Von dieser Technik raten wir ab, da unseres Erachtens dadurch zusätzlich kleine Nervenendungen und Blutgefäße gereizt werden können.

Anwendungsgebiete

Keine

5

Falten

Falten Übersicht

Nasolabialfalte

Mundwinkelanhebung

Periorale Falten

Mentolabialfalten

Marionetten/Mundwinkelfalten

Kinn

Kinnfalten

Lachfalten

Volumenaufbau der Wange

Stirnfalten

Glabellafalte

Periorbitale Falten

...und viele andere...

Faltenübersicht

Im nachfolgenden Kapitel stellen wir Ihnen die unterschiedlichsten Falten vor und besprechen, wie diese unterspritzt werden können.

- Nasolabialfalte
- Mundwinkelanhebung
- Periorale Falten
- Mentolabialfalten
- Marionetten/Mundwinkelfalten
- Kinn
- Kinnfalten
- Lachfalten
- Volumenaufbau der Wange
- Stirnfalten
- Glabellafalte
- Periorbitale Falten
- Volumenaufbau der Wangenknochen
- Plisseefalten
- kleines Facelift
- Gesichtserfrischung
- Gesichtserfrischung & Straffung
- Hals & Dekolleté Erfrischung
- Hals-Falten
- Dekolleté-Falten
- Händeerfrischung I & II
- Hände Volumenaufbau
- Augenbrauenanhebung
- Tränenrinne
- Snap-Test
- Augenringe
- Lippenrand
- Lippenvolumen
- Lippenvolumen II
- Lippenvolumen III
- Nasenfalte
- Volumenaufbau der Nase
- Ohrfalten
- Ohrstraffung
- Oberarmstraffung
- kleine Exkursion

Der Aufbau dieses Kapitels sieht wie folgt aus:

- kurze Erläuterung
- für jede Falte gibt es eine Unterspritzungsempfehlung
- unter dem Punkt „Vorgehen" wird genau erläutert, wie bei einer Unterspritzung vorgegangen werden sollte.
- Rubrik „Tipps und Tricks"
- Rubrik „mögliche Komplikationen"
- Bilder und schematische Zeichnungen zur Veranschaulichung

Nasolabialfalte

Die Nasolabialfalte,

auch Nasenlippenfurche genannt, erstreckt sich beidseits vom oberen Ende der Nasenflügel bis zu den Mundwinkeln.

Hautschicht & Hyaluronsäure

- mittlere Dermis
  → quervernetzte Hyaluronsäure
- tiefere Dermis
  → stark vernetzte Hyaluronsäure

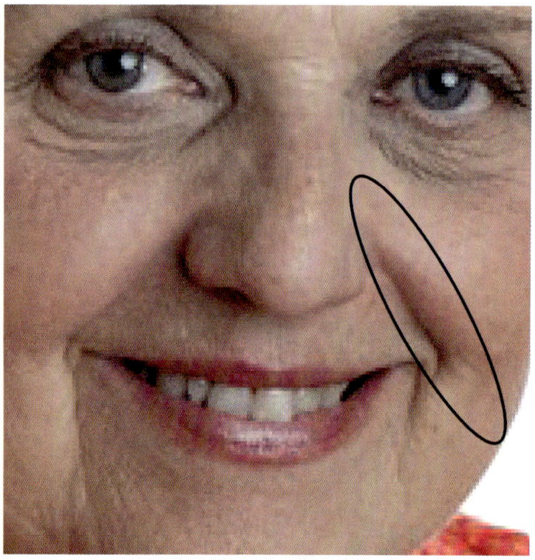

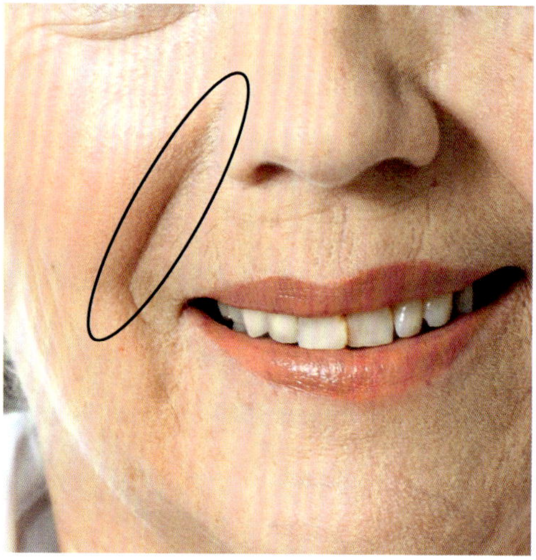

Nasus = Nase
Labium = Lippe
Das Aussehen der Nasolabialfalte, die Form, Tiefe und Länge hängt vom Alter, vom evtl. nicht mehr vorhandenen Unterhautfettgewebe, von der Gesichtsmuskulatur oder der genetischen Veranlagung ab.

Unterspritzungstechnik

- Lineare Technik
- Fächertechnik - im Bereich des Nasendreiecks

Vorgehen

Die Nadel am Ende der Falte, ca. im 20 bis 30° Winkel, einstechen und entsprechend dem Material im Übergang zwischen Epidermis und Dermis (unvernetzte Hyaluronsäure), in die mittlere Dermis (quervernetzte Hyaluronsäure) oder die tiefere Dermis (stark vernetzte Hyaluronsäure) parallel zur Falte vorschieben.

Das Material wird erst beim Herausziehen der Nadel langsam unter die Falte injiziert. Der Nadelschliff zeigt nach oben.

Ist die Falte länger als die Nadel, wird anschließend das nächste Teilstück der Falte unterspritzt.

Tipp: Die Nadel etwas anheben, um zu kontrollieren, in welcher Gewebeschicht sie sich befindet. Wurde die Nadel entsprechend dem Material, das verwendet wird, zu hoch oder zu tief eingestochen, wird sie wieder abgesenkt, ein Stück zurückgezogen, jedoch ohne Material zu injizieren.
Die Nadel nicht herausziehen.
Jetzt erneut vorschieben, um so die gewünschte Gewebeschicht zu erreichen. Eine erneute Kontrolle durch Anheben der Nadel durchführen. Vor dem Injizieren des Materials bitte nicht vergessen, die Nadel wieder abzusenken.
Bei einer durchschnittlichen Nadellänge von 11-13 mm sollten pro Injektion 0,2 ml Hyaluronsäure appliziert werden.

Zur Stabilisierung der Nasolabialfalte empfehlen wir, seitlich eine Nadellänge Hyaluronsäure, quer zum Muskulus buccalis, zu applizieren. Dadurch wird eine seitliche Straffung und Stützung des Gewebes erreicht.

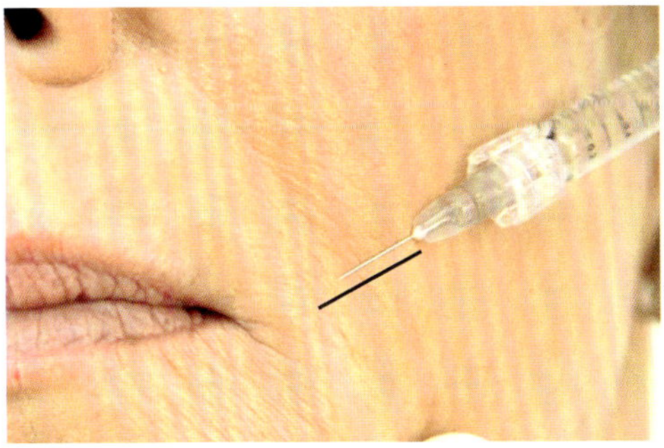

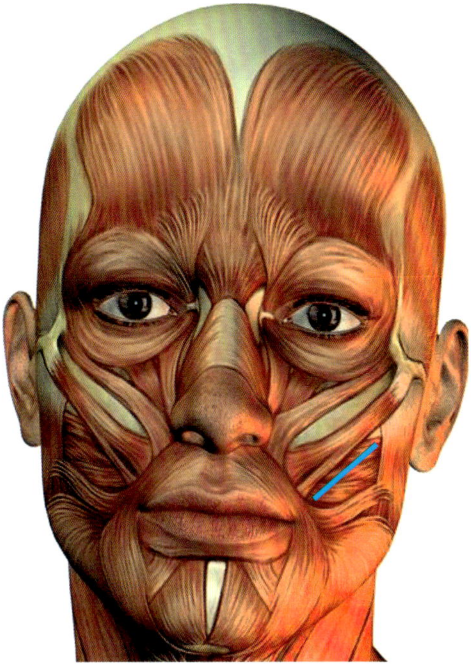

Wir arbeiten mit der linearen Technik und applizieren pro Nadellänge 0,1 oder 0,2 ml. Entweder von unten nach oben oder von oben nach unten.

Es wird immer wieder gefragt: Muss ich am unteren Ende der Falte beginnen oder kann ich auch am oberen Ende starten?
Selbstverständlich kann man auch am letzten, oberen Teilstück der Falte beginnen.

Eine anschließende Massage der behandelten Stellen dient der besseren Einpassung des Materials ins Gewebe und der Vermeidung von Knötchenbildung.

Tipps / Tricks & Sonstiges

Hier ein Tipp aus unserer Erfahrung:
Wenn Sie zuerst das obere Teilstück der Nasolabialfalte unterspritzen, dann stechen Sie normalerweise (je nach Länge der Falte) ca. in der Mitte der Nasolabialfalte ein.
Jetzt nehmen Sie sich das untere Teilstück zur Unterspritzung vor und beginnen, die Hyaluronsäure zu applizieren.
Die Nadelspitze reicht jetzt bis zu der vorherigen Einstichöffnung. Nun könnte es passieren, dass genau aus dieser Öffnung, wenn Sie zu injizieren beginnen, die Hyaluronsäure wieder herausquillt.
Ein erfahrener Behandler kann dies mit Sicherheit umgehen. Jedoch ist es am Anfang leichter, am unteren Ende der Falte mit der Unterspritzung zu beginnen, damit Ihnen dies nicht passiert.
Je mehr Sie sich dem Nasendreieck nähern, desto schmerzhafter, bzw. unangenehmer, wird dies für den Patienten. Machen Sie ihn bitte darauf aufmerksam.

Die Nasolabialfalte sollte nie ganz glatt gespritzt werden, da wir mit ihr kommunizieren. Wird das Nasendreieck herausgearbeitet, verleiht einem dies wieder ein jugendlicheres Aussehen.

Die Nasolabialfalte, bzw. fast alle Falten, sind auf ihrer gesamten Länge nicht immer gleich tief. Sollte dies der Fall sein, arbeiten wir hier mit der Säulentechnik, damit eine tiefere Stelle punktuell angehoben und dem Niveau der restlichen Unterspritzung der Nasolabialfalte angepasst werden kann.

Komplikationen

Eine Injektion in die Endarterie des seitlichen Nasenflügels kann zu einer Embolie führen, die sich sofort mit starken Schmerzen bemerkbar macht.
Möglichst umgehend (innerhalb der nächsten 24 Stunden) sollte als Gegenmittel Hyaluronidase injiziert werden, die die Hyaluronsäure wieder auflöst.

Tipp: Aspirieren

Achtung:
Allergien gegen das Mittel Hyaluronidase.

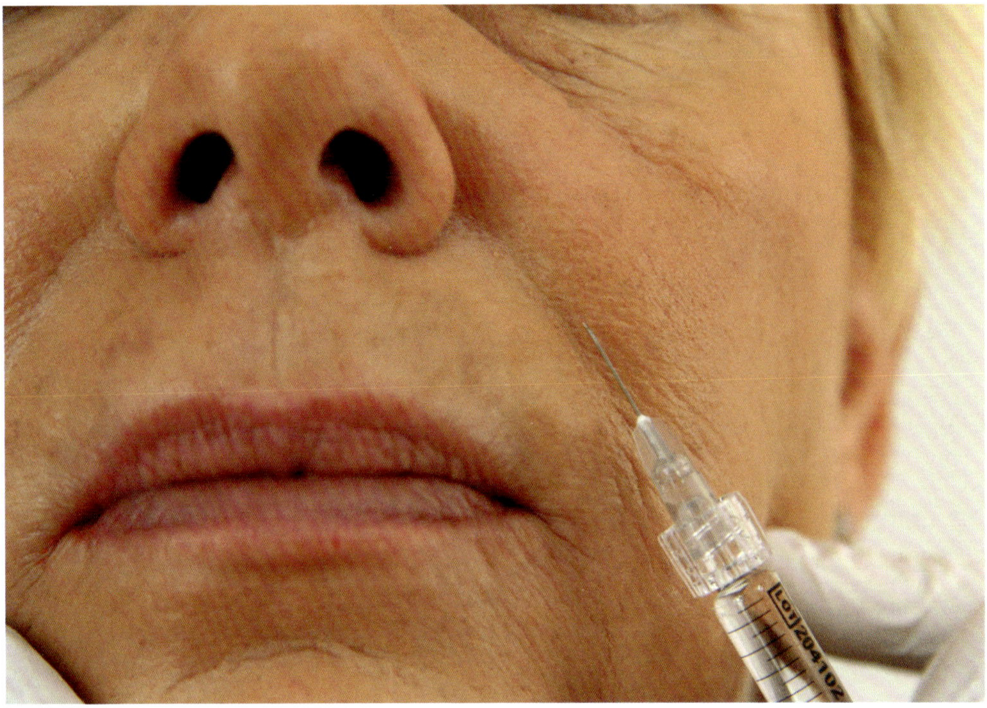

Bild 1: Abmessen des 1 Teilstücks

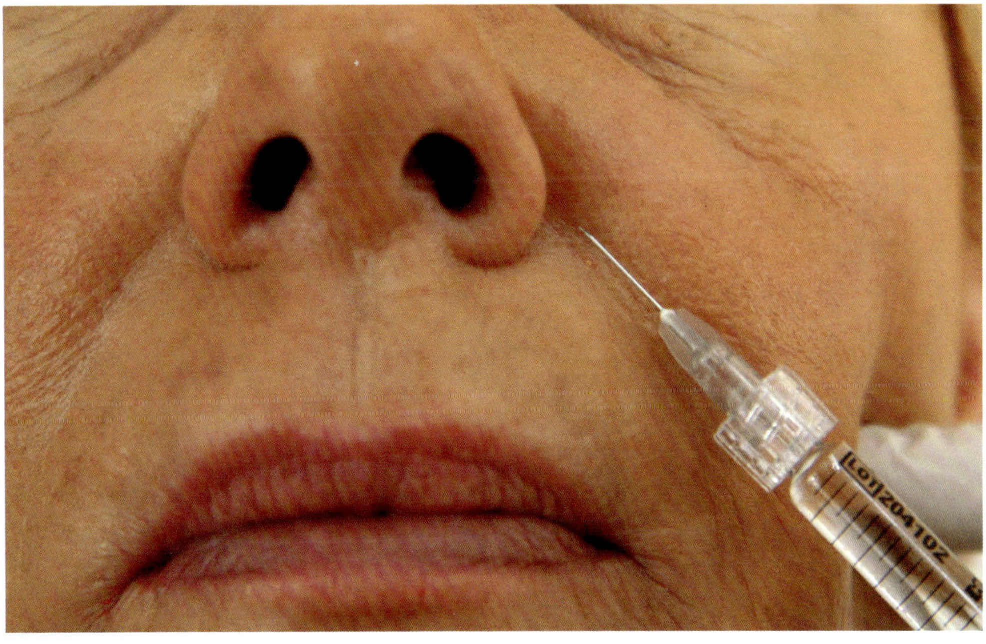

Bild 2: Abmessen des 2 Teilstücks

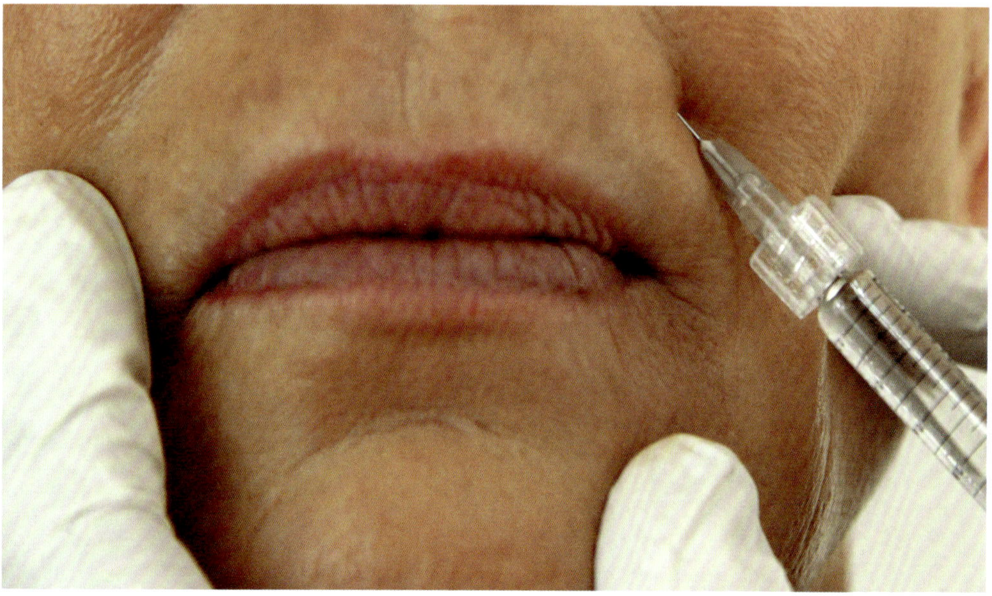

Bild 3: Unterspritzung des ersten Teilstücks

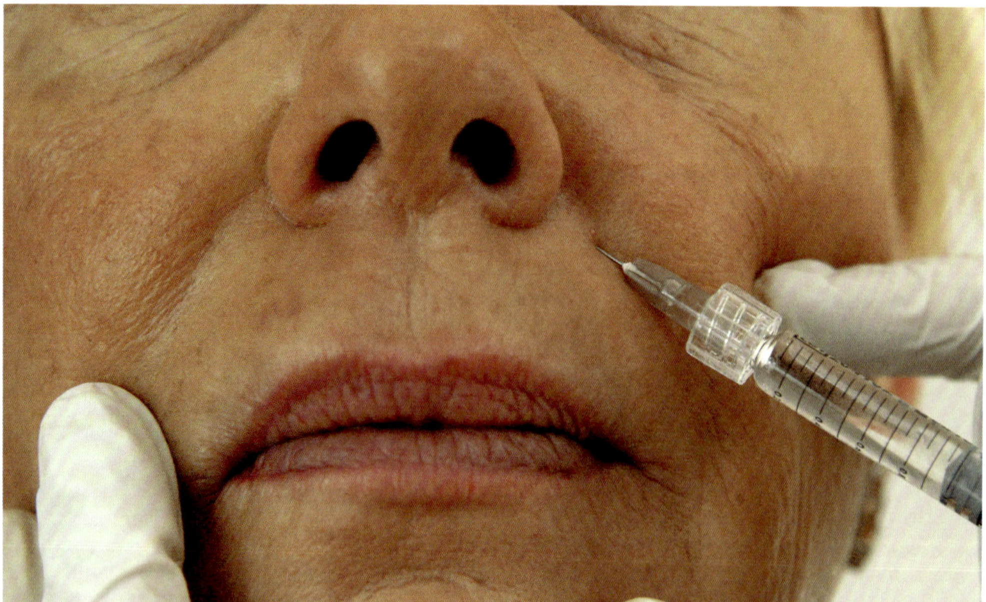

Bild 4: Unterspritzung des zweiten Teilstücks

Nasendreieck

Um das Nasendreieck gut anzuheben und herauszuarbeiten, wird die Fächertechnik angewendet. (Beschreibung s. Fächertechnik)

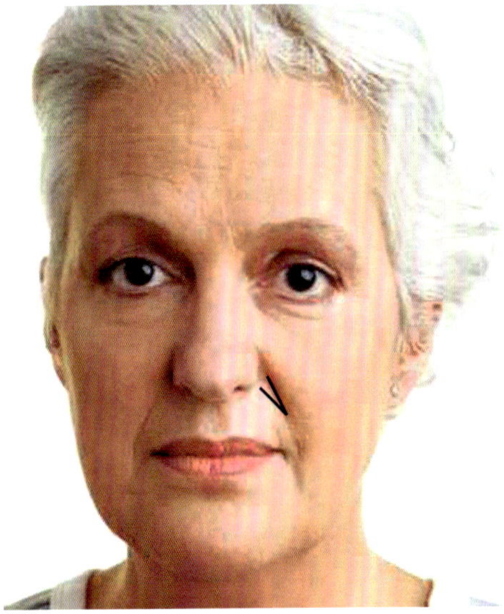

Unterspritzungstechnik

- Fächertechnik

Hautschicht & Hyaluronsäure

- mittlere Dermis
  → quervernetzte Hyaluronsäure
- tiefere Dermis
  → stark vernetzte Hyaluronsäure

Vorgehen

Nach der Injektion des oberen Teilstücks der Nasolabialfalte wird die Nadel nicht herausgezogen, sondern in Richtung Nasenflügel wieder nach vorne geschoben.
Beim erneuten Zurückziehen der Nadel und gleichzeitiger Injektion des Materials wird das

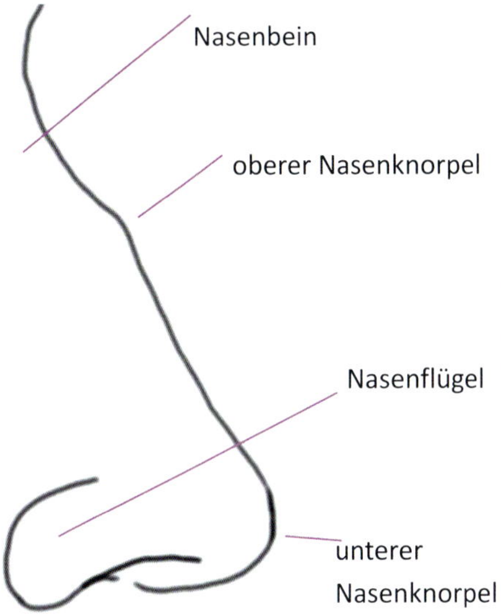

Nasendreieck herausgearbeitet.
Pro Nadellänge injizieren wir bevorzugt 0,1 ml. Bei sehr tiefen Nasolabialfalten dürfen es auch schon mal gerne bis 0,2 ml pro Nadellänge sein.
Bitte sehen Sie immer das Gesamtbild. Finden wir ein sehr tiefes Nasendreieck und eine wenig ausgeprägte Nasolabialfalte vor, verwenden wir für das Nasendreieck gerne mehr Material, damit wir ein gutes Ergebnis erzielen.

Das Herausarbeiten des Nasendreiecks bewirkt ein frischeres, jugendlicheres Aussehen. Ist jedoch auch die Nasolabialfalte ausgeprägt, müssen Sie sich das Material genau einteilen.

In unseren Seminaren sind die Teilnehmer immer wieder überrascht, wie schnell manchmal eine 1 ml Hyaluronsäurespritze leer sein kann. Der Trend geht im Moment zur Zweitspritze, denn der aufgeklärte Patient weiß mittlerweile, dass man mit nur einer Hyaluronsäurespritze keine Wunder bewirken kann.

Achtung: im Nasendreieck befinden sich etliche Nervenenden, die durch die Unterspritzung gereizt werden.

Hier können schon einmal schmerzreflektorisch die Tränen fließen, ohne dass dies vom Patienten beabsichtigt ist. Machen Sie Ihren Patienten bitte vorher darauf aufmerksam und geben ihm evtl. ein Papiertaschentuch in die Hand.

Tipps / Tricks & Sonstiges

Aspirieren

→ siehe Komplikationen

Komplikationen

Des Weiteren besteht die Gefahr einer Gefäßreaktion der dort verlaufenden Endarterien. Sollte Hyaluronsäure ins Gefäß appliziert werden, besteht die Gefahr einer Embolie, die sich sofort mit starken Schmerzen bemerkbar macht. Aspirieren Sie deshalb vorher.

Massieren Sie die behandelten Partien im Anschluss leicht, damit sich das Material besser ins Gewebe einpassen kann und eine Knötchenbildung vermieden wird.

Mundwinkelanhebung

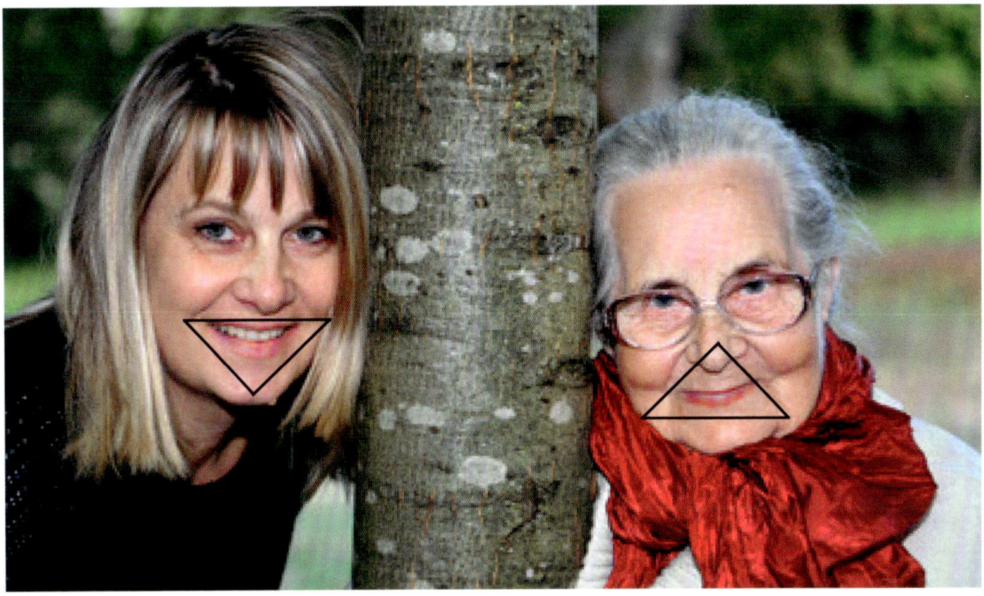

Leider bewirken die Alterungsprozesse, Haut- und Gewebealterung, eine Veränderung der dreidimensionalen Topographie der Gesichtskonturen.
In jungen Jahren ist das Gesicht oben breiter und unten schmaler. Im Laufe der Jahre siegt die Schwerkraft und das Gesicht wird oben schmaler und unten breiter.

Herabhängende Mundwinkel und Marionettenfalten entstehen durch den Abbau der oberflächigen Wangen- und Unterkiefer-Fettkompartimente, wodurch die Wangenhaut absinkt.
Des Weiteren lässt die Spannkraft des Muskulus depressor anguli oris nach, die wir mit einer Hyaluronsäureunterspritzung wieder stärken können.

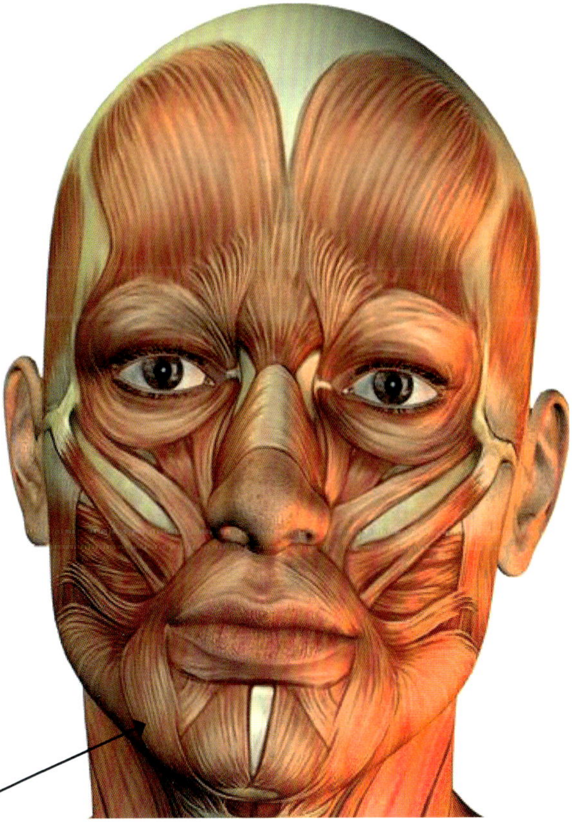

M: Depressor anguli oris

Unterspritzungstechnik

- lineare Technik

Hautschicht & Hyaluronsäure

- mittlere Dermis
  → quervernetzte Hyaluronsäure
- tiefere Dermis
  → stark vernetzte Hyaluronsäure

Vorgehen

Bei der Mundwinkelanhebung setzen wir eine Nadellänge quer zum Mundwinkel und applizieren auf jeder Seite 0,2 ml Hyaluronsäure.

Durch diese Injektion erhält der darunter liegende Muskulus Depressor anguli oris (der Mundwinkelherabzieher) wieder mehr Spannkraft und der Mundwinkel zieht sich sofort nach oben.

Geben Sie Ihrem Patienten, nachdem Sie eine Mundwinkelseite unterspritzt haben, einen Spiegel in die Hand und er wird über das sofort sichtbare Ergebnis hocherfreut sein.

Es kommt die lineare Technik zum Einsatz.
Das Material wird entsprechend der Faltentiefe ausgesucht.

Massieren Sie die behandelten Partien im Anschluss leicht, damit sich das Material besser ins Gewebe einpassen kann und eine Knötchenbildung vermieden wird.

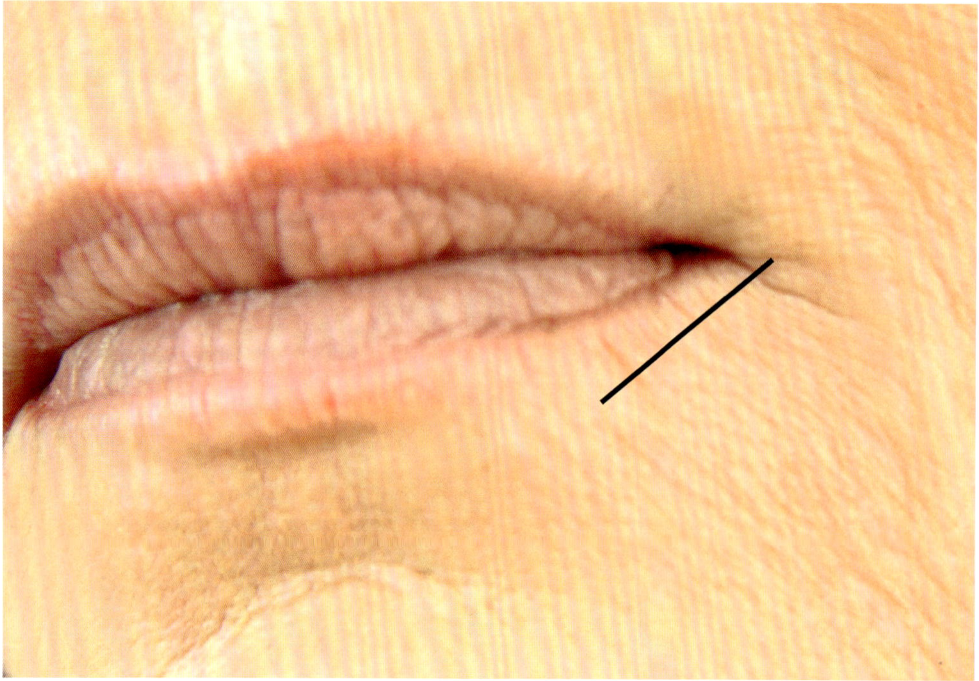

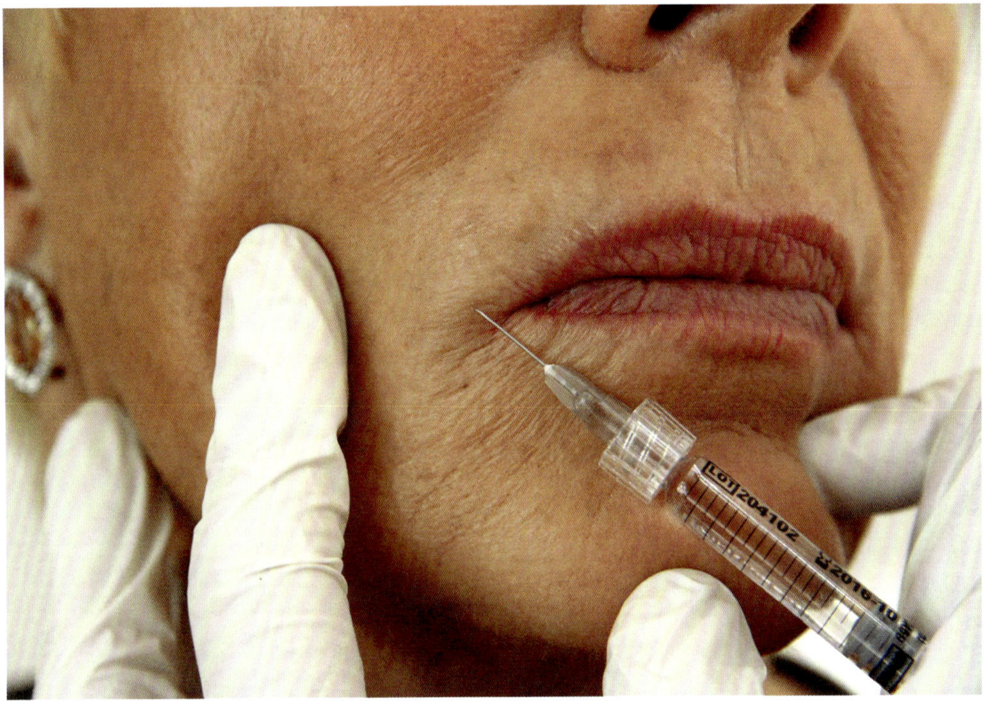

Mundwinkelanhebung (angezeigt) quer über den M. Depressor injizieren

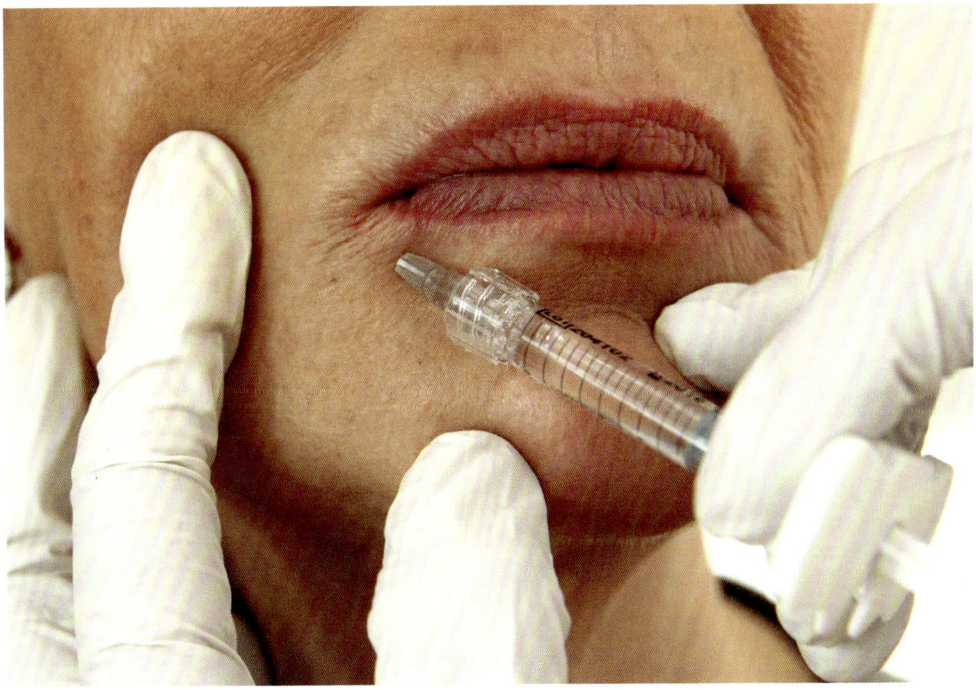

Mundwinkelanhebung quer über den M. Depressor injizieren

Eine weitere Methode zur Mundwinkelanhebung

Die Nadel wird horizontal zur Unterlippe, ins Weiße, in Richtung Mundwinkel eingestochen, so dass die Nadelspitze auf jeden Fall noch oberhalb des Muskulus Depressor angulis oris auskommt.
Die lineare Technik kommt zum Einsatz und auf jeder Seite werden 0,1 bis 0,2 ml Hyaluronsäure appliziert, je nachdem welcher Korrekturgrad erreicht werden soll.

Mit dieser Technik wird der Mundwinkel etwas angehoben und gleichzeitig die Unterlippe ein wenig herausgearbeitet.

Bei stark eingefallenen Mundwinkeln kann zusätzlich noch die Säulentechnik eingesetzt werden. Damit wird eine bestimmte, vertiefte Stelle punktuell nach oben geholt.

Unterspritzungstechnik

- lineare Technik

Hautschicht & Hyaluronsäure

- mittlere Dermis
  → quervernetzte Hyaluronsäure
- tiefere Dermis
  → stark vernetzte Hyaluronsäure

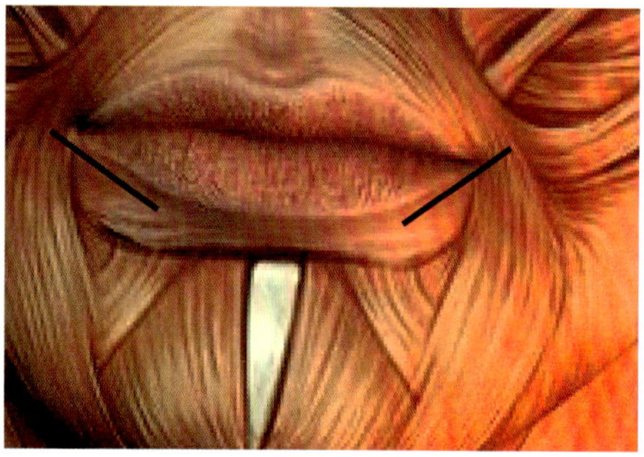

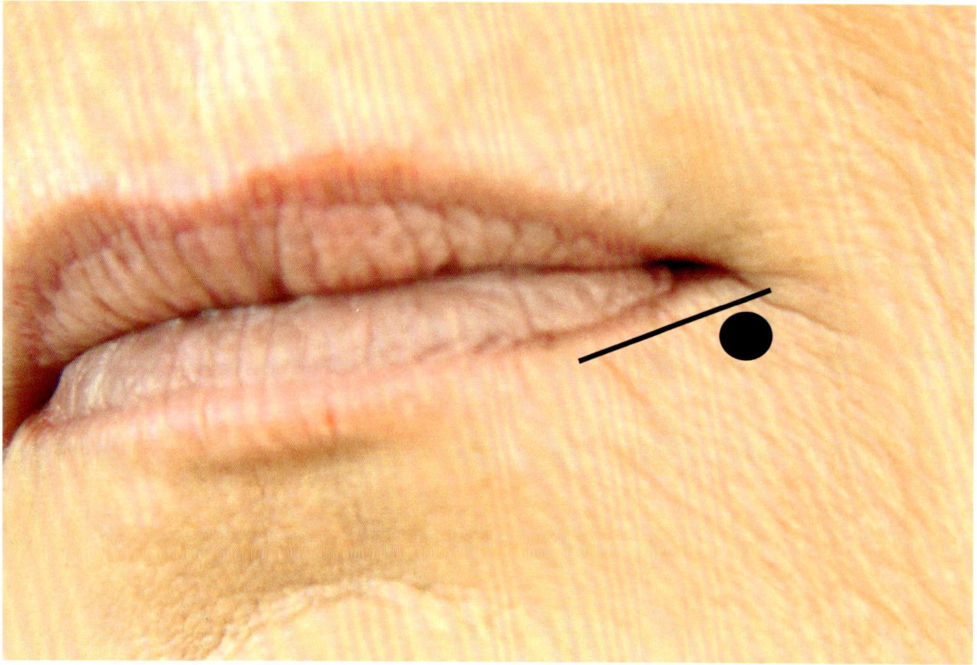

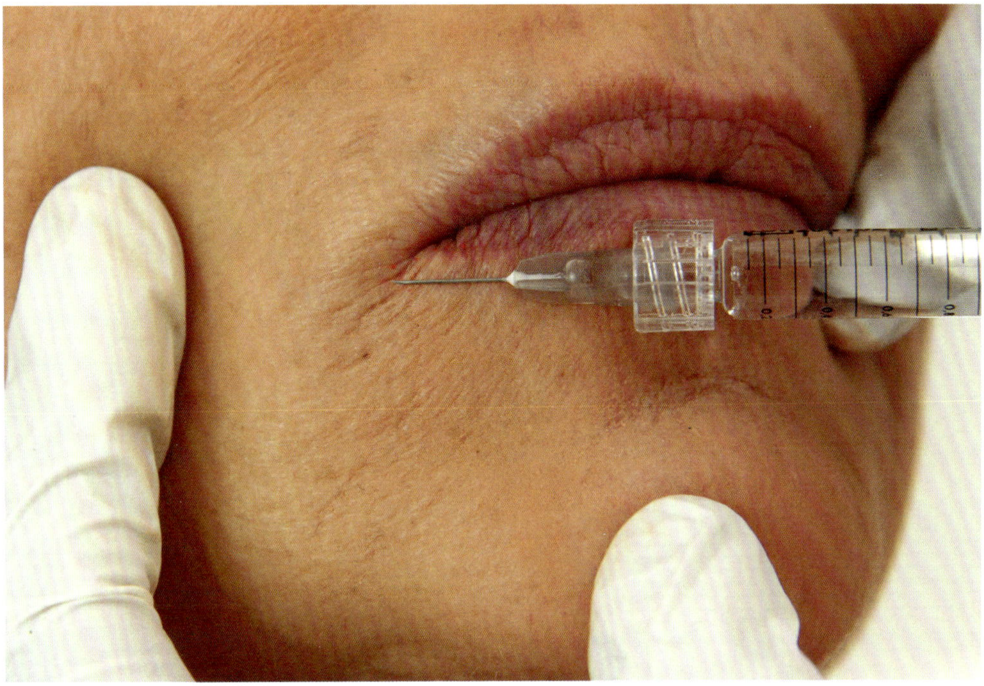

Mundwinkelanhebung (angezeigt) horizontal zur Unterlippe injizieren

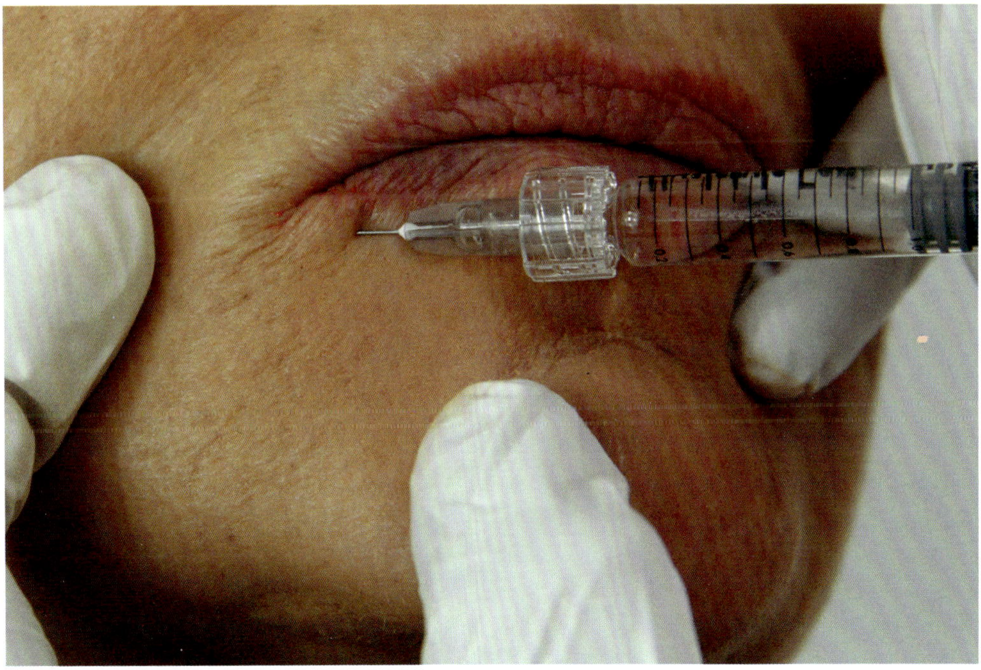

Mundwinkelanhebung horizontal zur Unterlippe injizieren

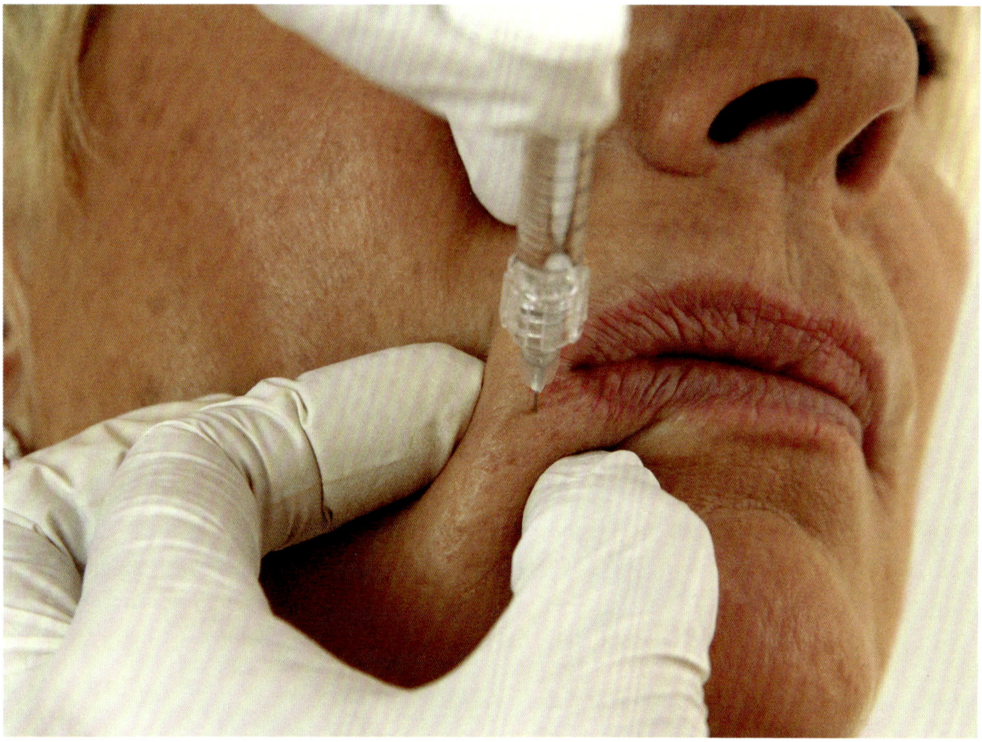

Mundwinkelanhebung mit Säulentechnik

Periorale Falten

Die perioralen Falten können auch als Östrogenmangelfalten oder Raucherfalten bezeichnet werden.

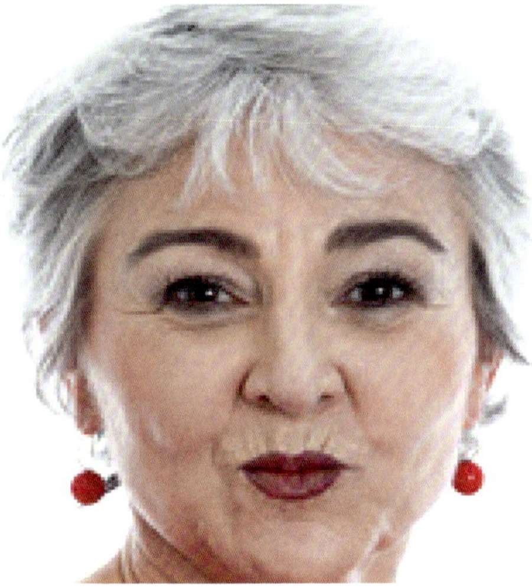

Die Region um den Mund herum ist sehr beweglich. Verantwortlich für diese Beweglichkeit ist der Muskulus Orbicularis Oris (Mundringmuskel, Mundschließmuskel).
Er verengt und schließt den Mund und durch ihn können wir einen Kussmund formen.
Der Vorteil ist, dass wir durch diese Beweglichkeit beim Sprechen sehr gut artikulieren, lachen und kauen können.
Der Nachteil jedoch ist, dass sich durch diese Beweglichkeit die Hyaluronsäure schneller wieder abbaut.
Bei den perioralen Falten wird ebenfalls die lineare Technik angewandt. Hier gibt es die verschiedensten Möglichkeiten der Unterspritzung. Grundsätzlich empfiehlt es sich, den Patienten bei der Faltenunterspritzung in eine sitzende Position zu bringen und von unten nach oben zu unterspritzen.

Entscheidet sich der Behandler dafür, die perioralen Falten von oben nach unten zu unterspritzen, sollte er die Sitzlehne des Stuhls so weit nach unten klappen, dass er die Falten, jetzt hinter dem Patienten stehend, unterspritzen kann.

Unterspritzungstechnik

- lineare Technik

Hautschicht & Hyaluronsäure

- mittlere Dermis
  → quervernetzte Hyaluronsäure

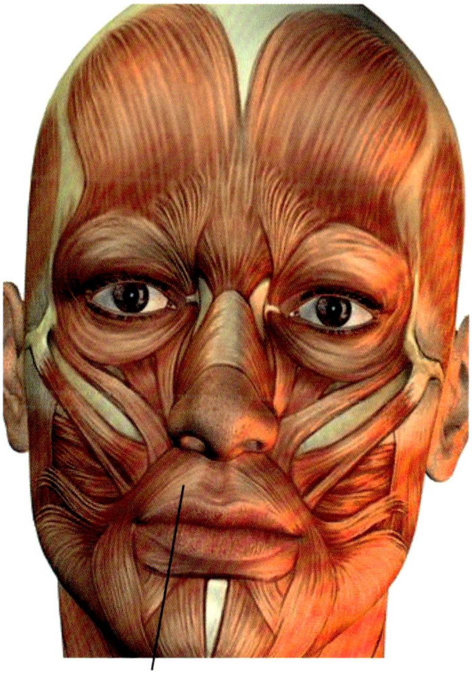

M. Orbicularis Oris

Vorgehen

Methode 1

Falte für Falte wird unterspritzt.
Die Falten werden entweder von unten nach oben oder von oben nach unten unterspritzt. Der Behandler muss für sich entscheiden, wie es vom Handling her für ihn am besten ist.

Tipps / Tricks & Sonstiges

Nicht empfehlenswert, da eine sogenannte Hügellandschaft entsteht.

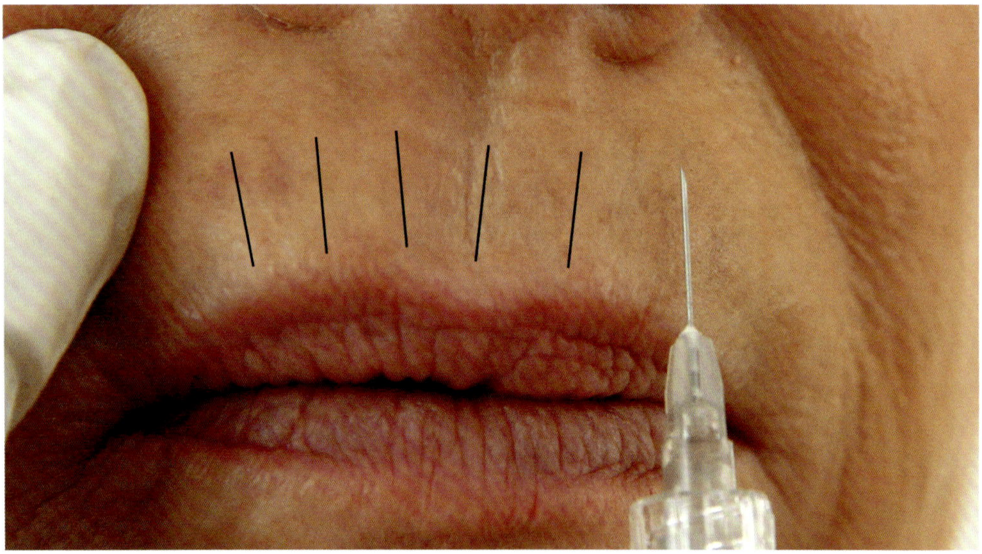

Anzeigen der Falte mit der Nadel

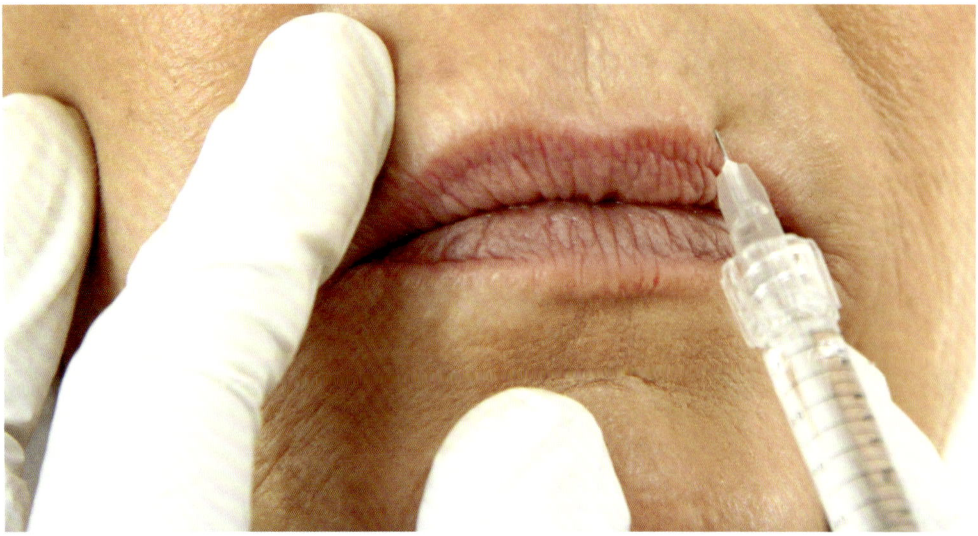

Die Abbildung zeigt die Unterspritzung einer einzelnen Falte

Methode 2

Bei mehreren kleineren Fältchen empfiehlt es sich, diese parallel zur Oberlippe (ins Weiße) zu unterspritzen. Das hat außerdem den positiven Effekt, dass die Oberlippe etwas mit herausgearbeitet wird.

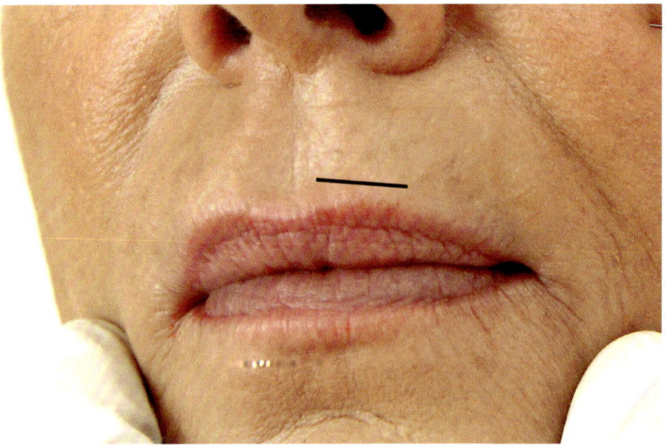

Erstes Teilstück

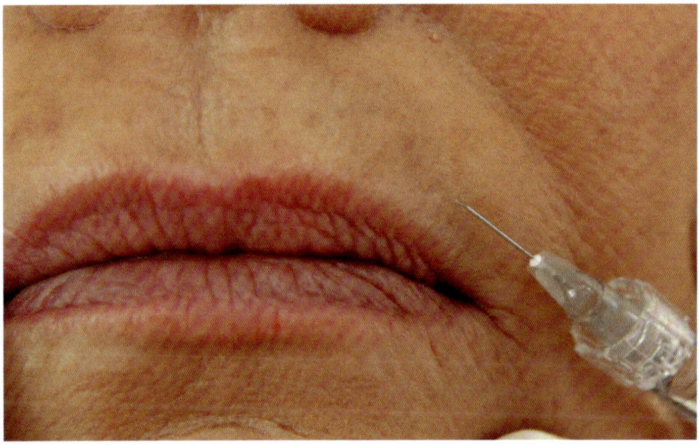

Anzeigen des zweiten Teilstücks

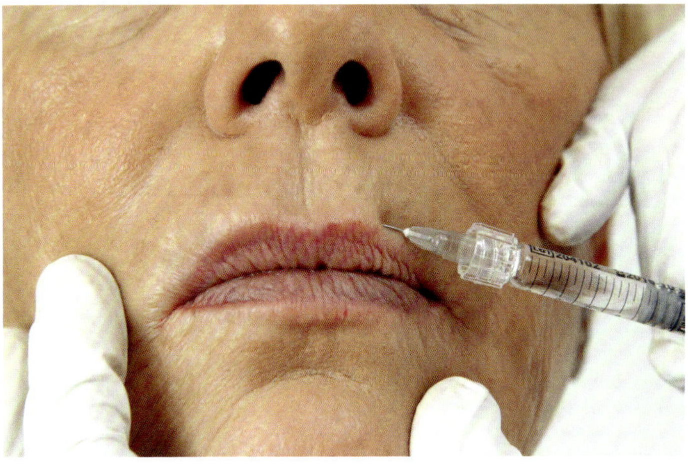

Unterspritzung des ersten Teilstücks

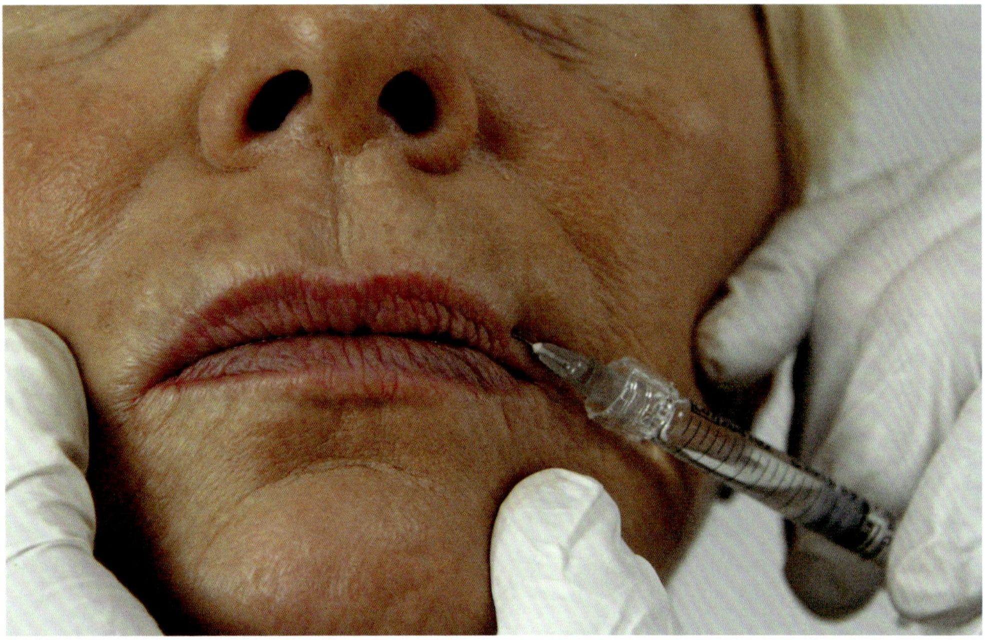

Unterspritzung des zweiten Teilstücks (Methode 2)

Methode 3

Sind die perioralen Falten lang und stark ausgeprägt, entscheiden wir uns für die 3. Methode der Unterspritzung: Wir injizieren das Material mittig der Falten und massieren es anschließend nach oben und unten in die Falten hinein.

Mit der ersten Nadellänge injizieren wir gerne 0,2 ml (evtl. auch nur 0,1 ml) Hyaluronsäure. Mit der zweiten Nadellänge 0,1 ml oder evtl. auch 0,2 ml, je nachdem welcher Korrekturgrad erreicht werden soll.

Empfindet der Patient evtl. eine prominente Falte als sehr störend, injizieren wir unter diese Falte der Länge nach noch einmal 0,1 ml Hyaluronsäure. Mehr nicht, da wir hier ein harmonisches und ästhetisch ansprechendes Ergebnis erzielen möchten.

Massieren Sie die behandelten Partien im Anschluss leicht, damit sich das Material besser ins Gewebe einpassen kann und eine Knötchenbildung vermieden wird.

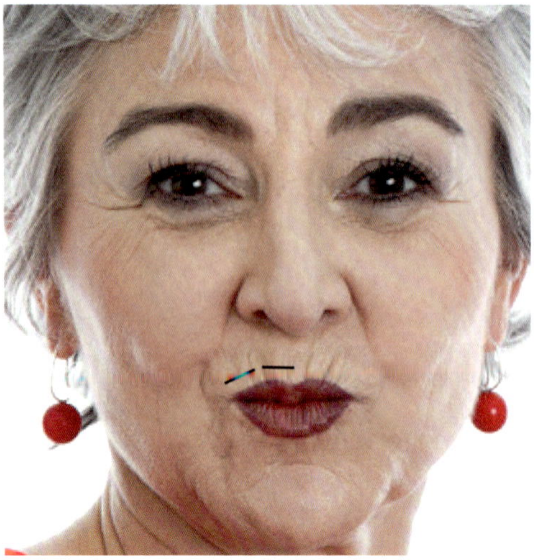

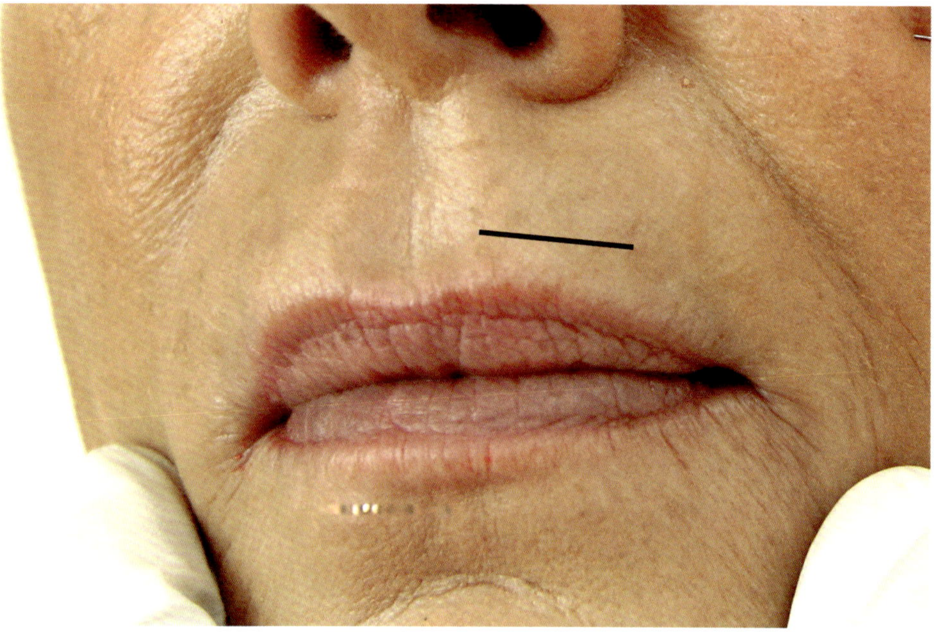

Anzeigen des ersten Teilstücks (Methode 3)

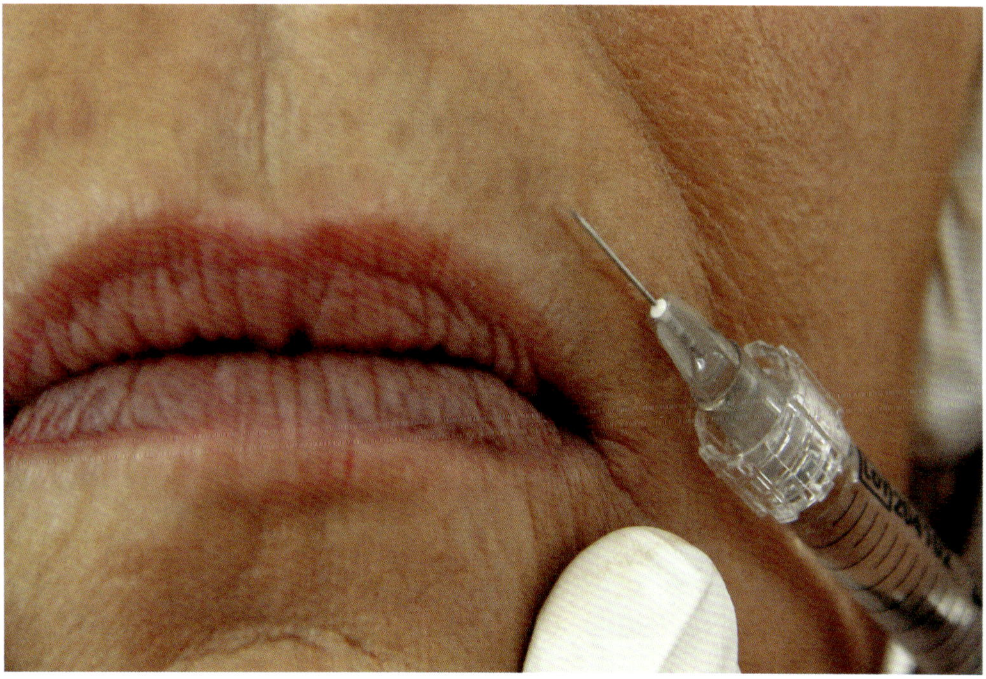

Anzeigen des zweiten Teilstücks (Methode 3)

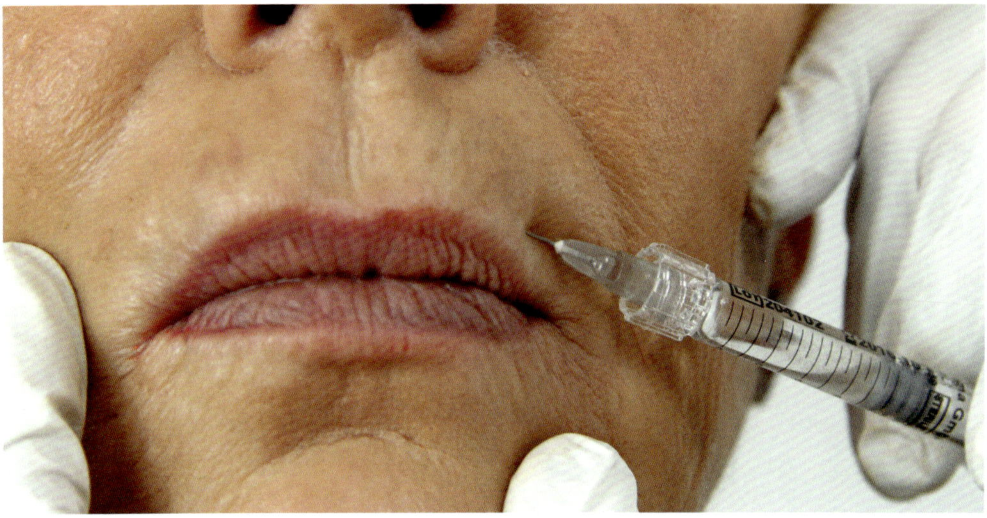

Unterspritzung des ersten Teilstücks (Methode 3)

Tipps / Tricks & Sonstiges

Grundsätzlich sind die unter Punkt 2. und 3. genannten Techniken die schonenderen Methoden, da der periorale Bereich sehr schmerzempfindlich ist und der Patient nicht so oft gestochen werden muss.

Auch hört man immer wieder von folgender Methode: Wenn Patienten gerne die perioralen Falten unterspritzt haben möchte, spritzt der Behandler zuerst den Lippenrand auf.

Dadurch glätten sich die perioralen Falten etwas mit und es wird geschaut, welche Falten danach noch unterspritzt werden müssen.

Diese Methode kann natürlich angewendet werden, wenn der Patient eine Lippenrandaufspritzung wünscht. Jedoch können wir aus unserer Erfahrung heraus sagen, dass die meisten Patienten keine Lippenrandaufspritzung, sondern lediglich die Unterspritzung der perioralen Falten wollen.

Also sollte der Behandler auch nur die perioralen Falten unterspritzen.

Fragen Sie Ihren Patienten, was er möchte und zwingen Sie ihm auf keinen Fall eine Behandlung auf, die er ablehnt. Ansonsten wird dieser Patient nie wieder einen Fuß in Ihre Praxis setzen!

In unserer Praxis unterspritzen wir die perioralen Falten nur noch mit dem DermiStyler Autoinject-System, da eine genaue Dosierung und gleichmäßige Abgabe des Materials in diesem überaus sensiblen Bereich sehr wichtig ist.

Es gibt Patienten, bei denen der periorale Bereich bereits erhaben hervorsteht. In diesem Fall nehmen wir von einer Unterspritzung mit Hyaluronsäure Abstand und raten zur Behandlung mit PDP-Fäden.

Aus unserer Praxis:

Die Unterspritzung der perioralen Falten bezeichnen wir teilweise als einen Tanz auf dem Seil. Zum einen möchten die Patienten gerne alle Falten weggespritzt haben, zum anderen wollen sie natürlich keine Hügellandschaft und keinen überproportionierten perioralen Bereich. Mit unseren Tipps und Tricks werden Sie ein gutes Ergebnis erreichen. Davon sind wir überzeugt.

Nach der Unterspritzung der perioralen Falten rufen die Patienten des Öfteren am nächsten Tag ganz aufgeregt in der Praxis an und beschweren sich darüber, dass der Oberlippenbereich angeschwollen ist.

Was ist passiert? Die Hyaluronsäure besitzt die Fähigkeit, bis zu sechs Liter Wasser pro Gramm zu binden.
Über Nacht befindet sich der Körper in einer waagerechten Position, so dass die Lymphflüssigkeit schlechter abfließen kann. Dies hat zur Folge, dass sich das von der Hyaluronsäure aufgenommene Wasser staut und es zu Schwellungen kommt. Ein sogenannter Lymphstau ist entstanden.

Wir bitten den Patienten, viel zu trinken, damit die Lymphe unterstützt werden und im Laufe des Tages gut abfließen und sich die Schwellung zurückbilden kann.

Zusätzlich geben wir den Patienten den Tipp, Solidago-Tropfen einzunehmen und/oder auf die betroffenen Stellen eine Lymphsalbe aufzutragen. Sollte sich die Schwellung innerhalb von 2 bis 3 Tagen nicht von alleine zurückbilden empfiehlt es sich, eine physikalische Entstauungstherapie mittels einer maschinellen Lymphdrainage mit einem galvanischen Stromgerät durchzuführen.

Achtung!
Niemals mit einer stark vernetzten Hyaluronsäure arbeiten.

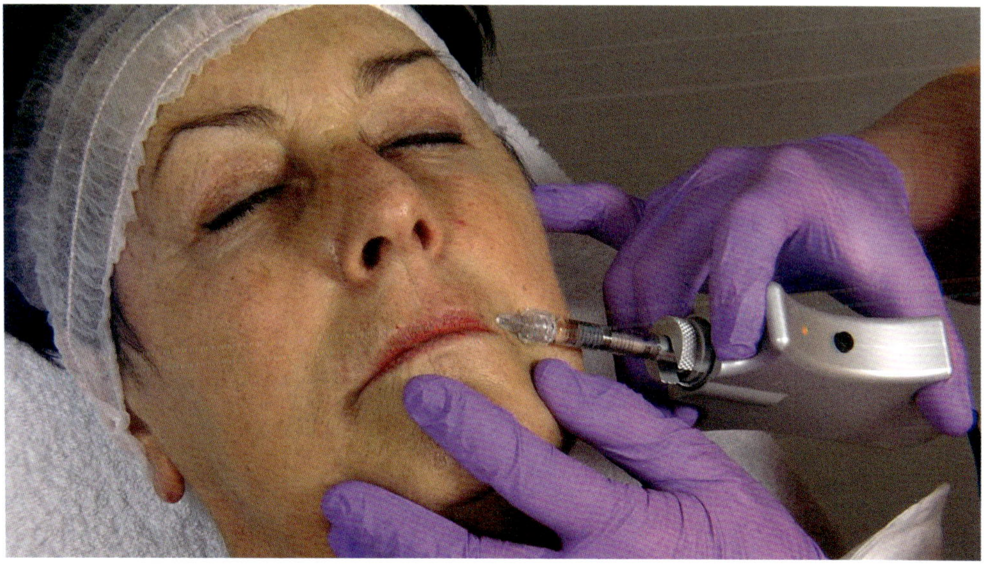

Periorale Falten unterspritzt mit dem DermiStyler®

Mentolabialfalten

Mentolabialfalten sind die Falten zwischen Unterlippe und Kinn, da dieser Sektor als „Mentolabial“ bezeichnet wird.
(mentalis = zum Kinn gehörend)

Die gleiche Vorgehensweise wie bei den perioralen Falten wird auch bei den Mentolabialfalten angewandt.

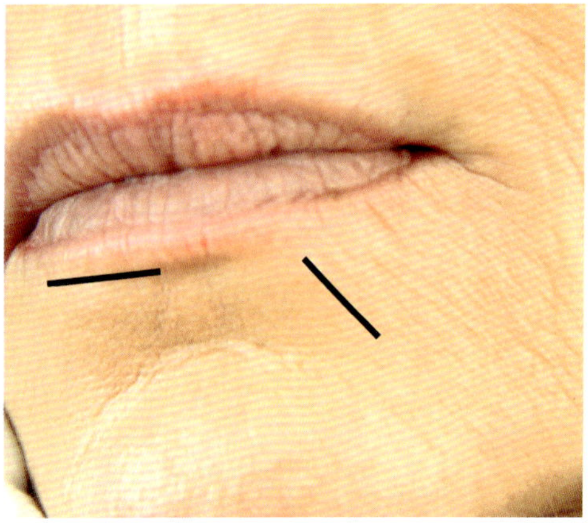

Unterspritzungstechnik

- lineare Technik

Hautschicht & Hyaluronsäure

- mittlere Dermis
  → quervernetzte Hyaluronsäure

Vorgehen

1. Falte für Falte wird unterspritzt

Indikation:
Sehr tiefe und nicht so viele Falten.
Achtung:
Hier besteht die Gefahr, dass diese unterspritze Falte hervorsteht.

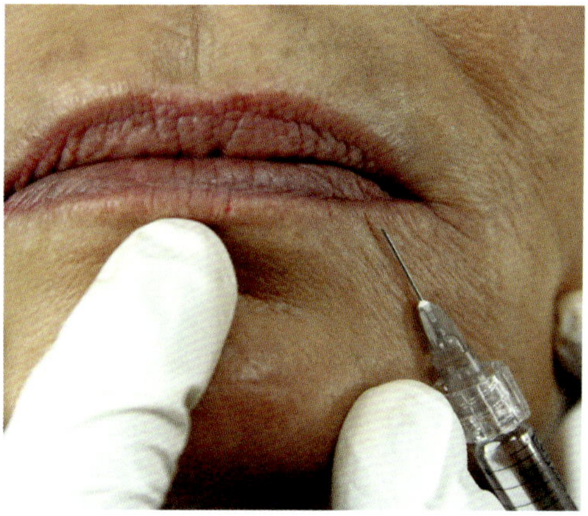

Wo ein „Berg“ entsteht, bildet sich auch ein „Tal“. Auf keinen Fall eine Überkorrektur vornehmen. Das Ganze lieber etwas unterkorrigieren, sonst wird kein schönes ästhetisches Ergebnis erzielt.

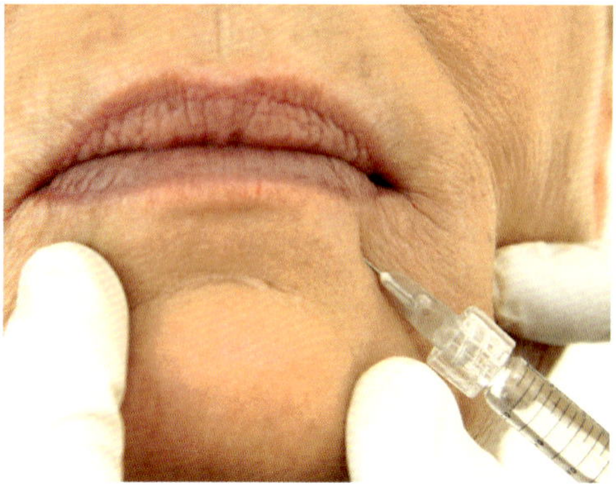

2. Horizontale Unterspritzung – kurz unter der Lippe (ins Weiße)

Positiver Effekt: Die Unterlippe wird etwas mit herausgearbeitet.

Indikation: viele kleine Fältchen

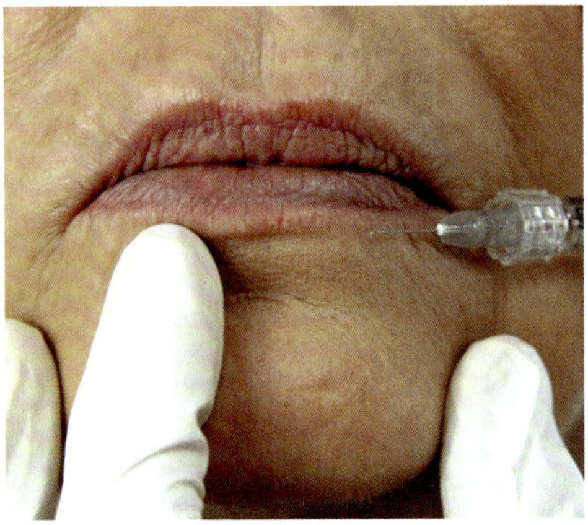

3. Mentolabialfalten und gleichzeitige Anhebung des Mundwinkels

Die Nadel wird parallel zur Unterlippe in Richtung Mundwinkel eingestochen, so dass die Nadelspitze oberhalb des Muskulus Depressor anguli oris (Herabzieher des Mundwinkels) auskommt.

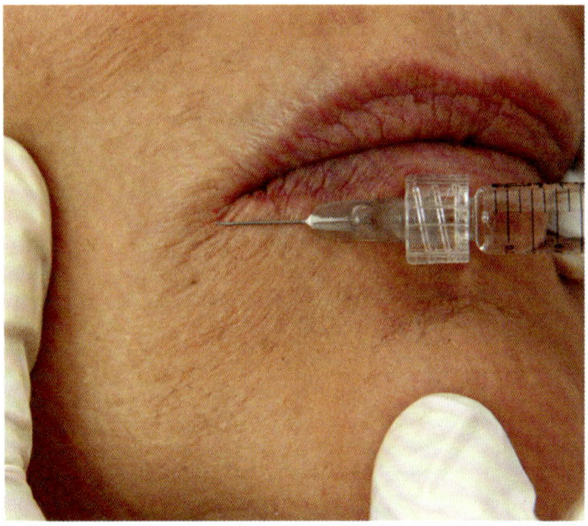

Mit der linearen Technik werden auf jeder Seite 0,1 bis 0,2 ml Hyaluronsäure appliziert. Gleichzeitig wird der Mundwinkel etwas angehoben und die Unterlippe ein wenig herausgearbeitet.

Massieren Sie die behandelten Partien im Anschluss leicht, damit sich das Material besser ins Gewebe einpassen kann und eine Knötchenbildung vermieden wird.

Marionettenfalten / Mundwinkelfalten

Marionettenfalten ziehen sich von den Mundwinkeln nach unten zum Unterkiefer. Dadurch sieht das Kinn wie bei einer Marionette abgegrenzt aus.
Herabhängende Mundwinkel und Marionettenfalten entstehen durch den Abbau der oberflächigen Wangen- und Unterkiefer-Fettkompartimente, wodurch die Wangenhaut absinkt.

Die Marionettenfalten, auch bekannt als „Merkel-Falten", werden der Länge nach unterspritzt.

Unterspritzungstechnik

- lineare Technik
- evtl. Tower-Technik

Hautschicht & Hyaluronsäure

- mittlere Dermis
  → quervernetzte Hyaluronsäure
- tiefere Dermis
  → stark vernetzte Hyaluronsäure

Vorgehen

Je nach Länge der Falte, ein oder zwei Nadellängen injizieren. Empfehlenswert ist es hier, noch eine Querinjektion oberhalb des Muskulus depressor labii inferiores zu setzen, damit die Kinnpartie besser rausgearbeitet und die Marionettenfalte stabilisiert wird.

Ist keine ausgeprägte Marionettenfalte vorhanden, wie bei der Dame auf dem Bild, reicht es mitunter aus, den Bereich oberhalb des Muskulus depressor labii inferiores aufzufüllen.

Je Nadellänge 0,1 oder 0,2 ml Hyaluronsäure.

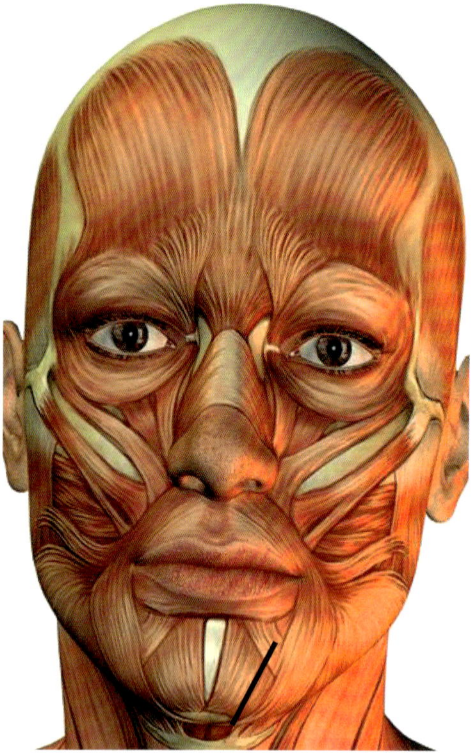

Musculus depressor labii inferioris

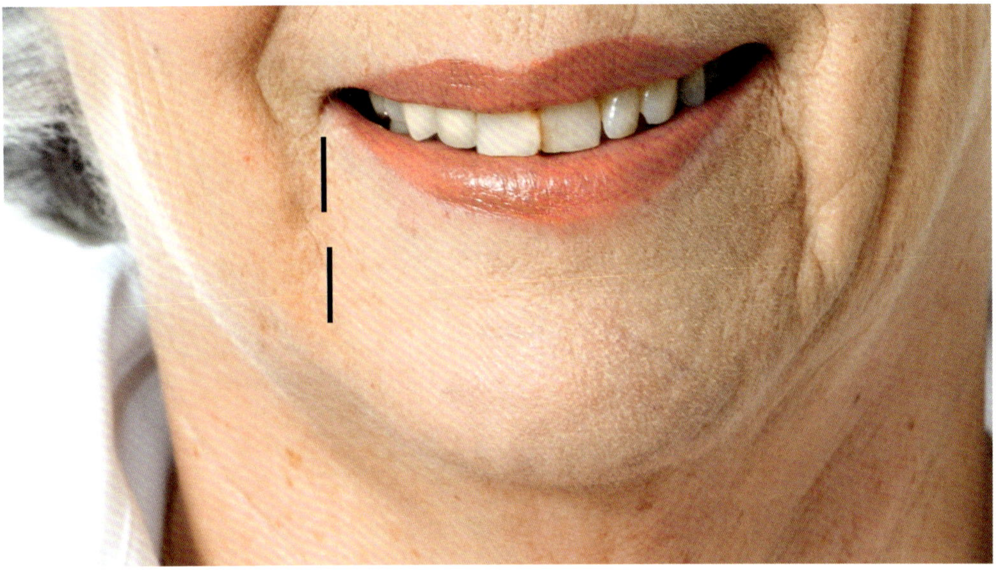

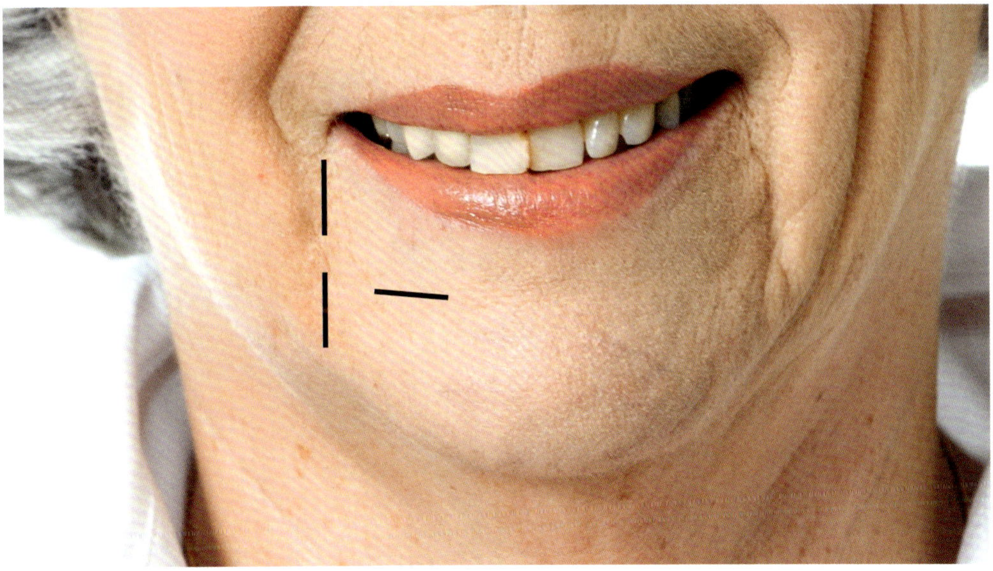

Kinn

Auch das Kinn verliert im Alter an Volumen und es entwickelt sich das sogenannte Pflastersteinrelief. Ursache dafür sind die vielen Muskelbewegungen durch Sprechen, Kauen etc. und der natürliche Rückgang der Fettdepots im Alter.

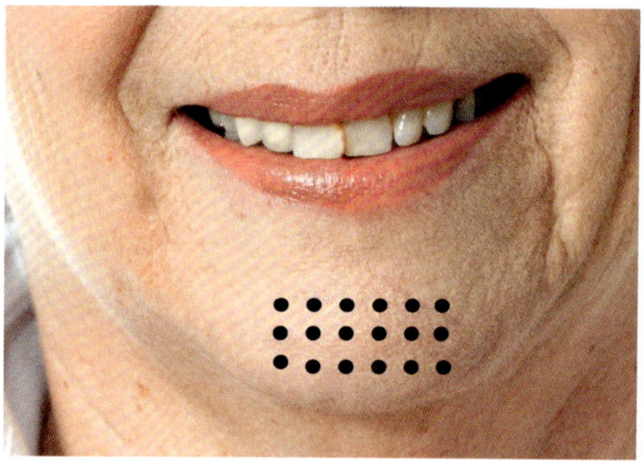

Erfrischung - Entknitterung - Straffung

Unterspritzungstechnik

- Mikropapulartechnik
- Nappage-Technik
- Towertechnik

Hautschicht & Hyaluronsäure

- zur Volumenauffüllung der Kinnspitze:
  → quervernetzte oder stark vernetzte Hyaluronsäure
- zur Erfrischung
  → unvernetzte Hyaluronsäure

Vorgehen Kinn

Ein sog. Pflastersteinkinn kann mit der Mikropapular- oder der Multipunktur = Nappage-Technik (s. Nappage-Technik) mit einer unvernetzten Hyaluronsäure erfrischt werden. Pro Einstich 0,01 oder 0,02 ml Hyaluronsäure abgeben.

Vorgehen Kinnspitze

Im Alter wird unser Kinn immer spitzer, was uns, neben vielen anderen Dingen, „alt" aussehen lässt. Das fehlende Volumen können wir wunderbar wieder auffüllen. Auf jeder Seite, neben der Kinnspitze, den sog. lateralen Höckerchen, applizieren wir 0,1 / 0,2 oder im Einzelfall bis zu 0,5 ml Hyaluronsäure.

Eine Hautfalte bilden, die Nadel senkrecht einstechen und das Material als Depot oder mit der Towertechnik platzieren.

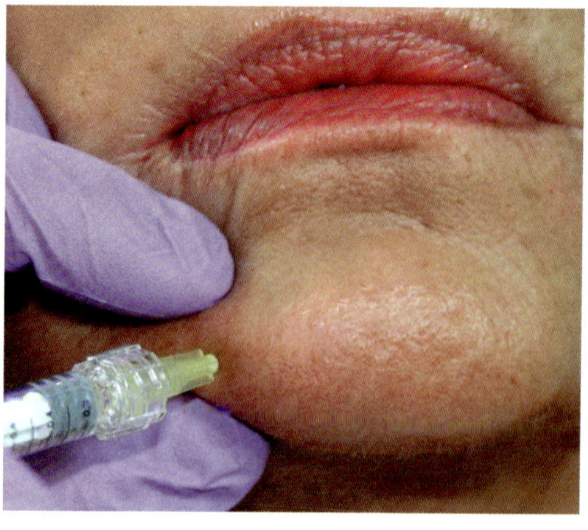

Kinnfalte

Kinnfalten entstehen ebenfalls durch eine starke Muskelaktivität. Diese Falte lässt uns „alt" aussehen.

Unterspritzungstechnik

- lineare Technik

Hautschicht & Hyaluronsäure

- mittlere Dermis
  → quervernetzte Hyaluronsäure

Vorgehen

Mit der linearen Technik die Falte Teilstück für Teilstück unterspritzen. Wenn evtl. nicht genügend Hyaluronsäure zur Verfügung stehen sollte, empfehlen wir, mit dem Mittelstück der Falte zu beginnen. Es ist viel erreicht, wenn sich das Mittelstück der Kinnfalte hebt. Da diese Behandlung recht schmerzhaft ist, lassen wir unsere Patienten immer mit entscheiden, ob sie die weiteren Teilstücke dieser Falte unterspritzt haben möchten.

Massieren Sie die behandelten Partien im Anschluss leicht, damit sich das Material besser ins Gewebe einpassen kann und eine Knötchenbildung vermieden wird.

Tipps / Tricks & Sonstiges

Ist nicht genügend Unterhautfettgewebe vorhanden, empfiehlt es sich, den Schliff der Nadel nach unten zu drehen, damit nicht so tief eingestochen werden muss, jedoch das Material direkt in eine tiefere Gewebeschicht gelangen kann.

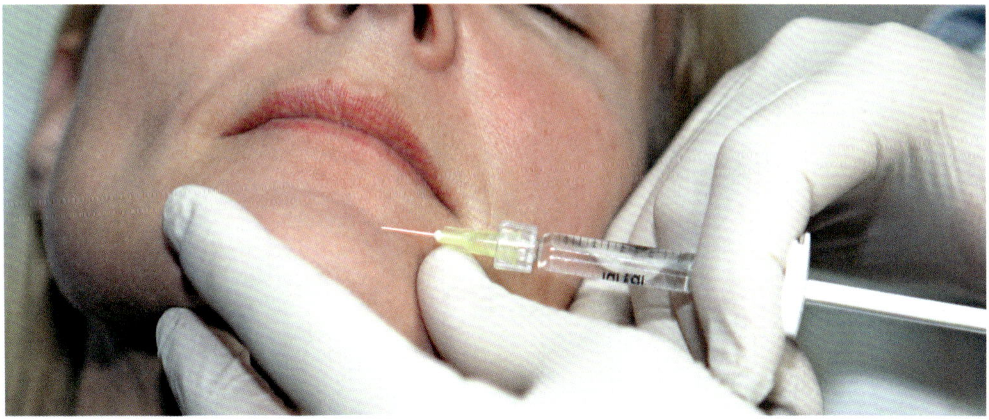

1. Teilstück

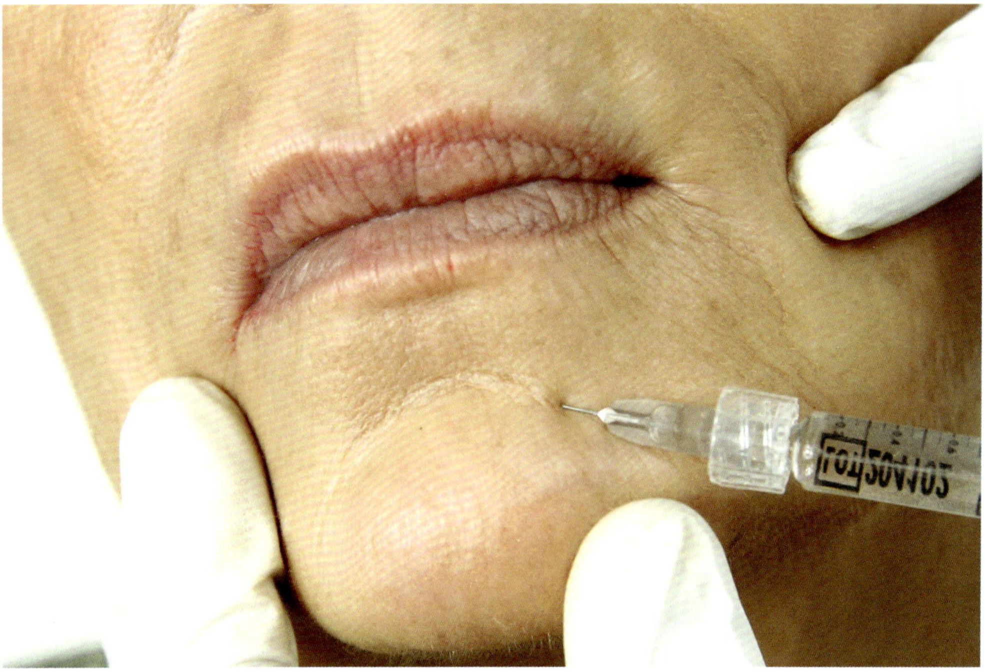

2. Teilstück

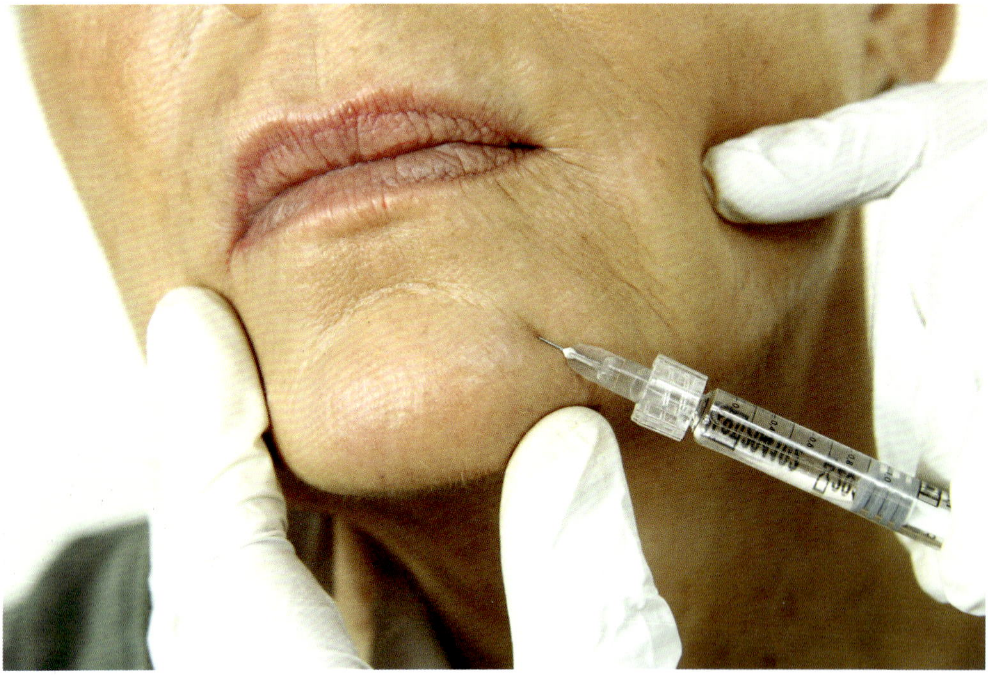

3. Teilstück

Lachfalten

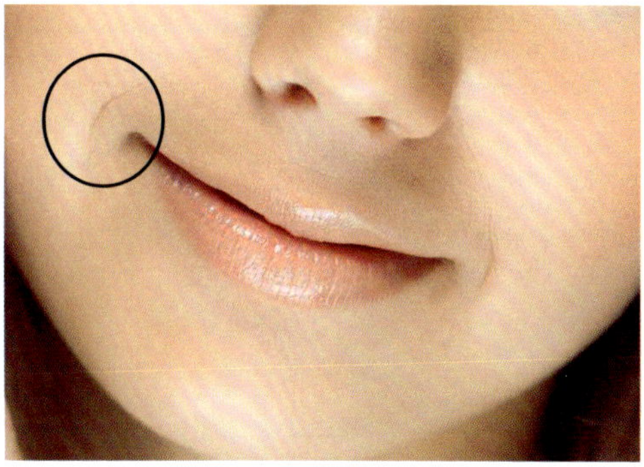

Die Lachfalten entstehen, wie es der Name schon sagt, durch häufiges Lachen.
Diese Falten können schon in jüngeren Jahren auftreten. Haben sie sich in späteren Jahren als tiefe Furche eingegraben, können wir zwar mit der Hyaluronsäure die Tiefe der Falte abmildern, jedoch ist es nicht mehr möglich, den Hauteinriss, der ebenfalls über Jahre entstanden ist, wegzuspritzen.

Wir beobachten in unserer Praxis immer mehr junge Frauen (ab 28 Jahren), die zur Unterspritzung kommen, um vorzubeugen, damit dieser Hauteinriss erst gar nicht entsteht.

Unterspritzungstechnik

- lineare Technik

Hautschicht & Hyaluronsäure

- mittlere Dermis
  → quervernetzte Hyaluronsäure
- tiefere Dermis
  → stark vernetzte Hyaluronsäure

Massieren Sie die behandelten Partien im Anschluss leicht, damit sich das Material besser ins Gewebe einpassen kann und eine Knötchenbildung vermieden wird..

Volumenaufbau der Wangen

Mit zunehmendem Alter bauen sich die Fettkompartimente des Gesichts nach und nach ab. Die Haut verliert ihre Spannkraft und das Ganze führt zur Erschlaffung des Gewebes.
Diese Stellen lassen sich hervorragend mit der Hyaluronsäure wieder auffüllen, damit dem Gesicht neue Spannkraft verliehen wird. Dies bevorzugt im Wangenbereich oder über den Wangenknochen.

Unterspritzungstechnik

- Criss-Cross-Technik

Hautschicht & Hyaluronsäure

- mittlere Dermis
  → quervernetzte Hyaluronsäure
- tiefere Dermis
  → stark vernetzte Hyaluronsäure

Vorgehen

An der Wange die Stellen ertasten, die „schlaff" geworden sind.
Dort die Hyaluronsäure mit ein oder zwei Nadellängen quer und ein oder zwei Nadellängen längs applizieren.

Bei größeren Arealen, die aufgefüllt werden müssen, könnten jedoch auch drei oder vier Nadellängen quer und längs erforderlich sein.
Dies wird bevorzugt im Wangenbereich eingesetzt. Mit einer Nadellänge 0,1 oder 0,2 ml injizieren. Abhängig auch davon, wieviel Material zur Verfügung steht und welches Ergebnis der Patient wünscht.
Massieren Sie die behandelten Partien im Anschluss leicht, damit sich das Material besser ins Gewebe einpassen kann und eine Knötchenbildung vermieden wird.

Tipps / Tricks & Sonstiges

Bei einem kompletten Volumenaufbau der Wangen ist die Anwendung der stumpfen Kanüle zu empfehlen.

Alternative: Fadentechnik

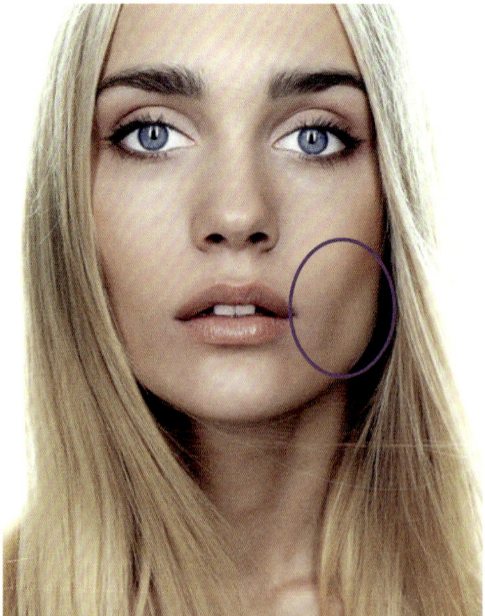

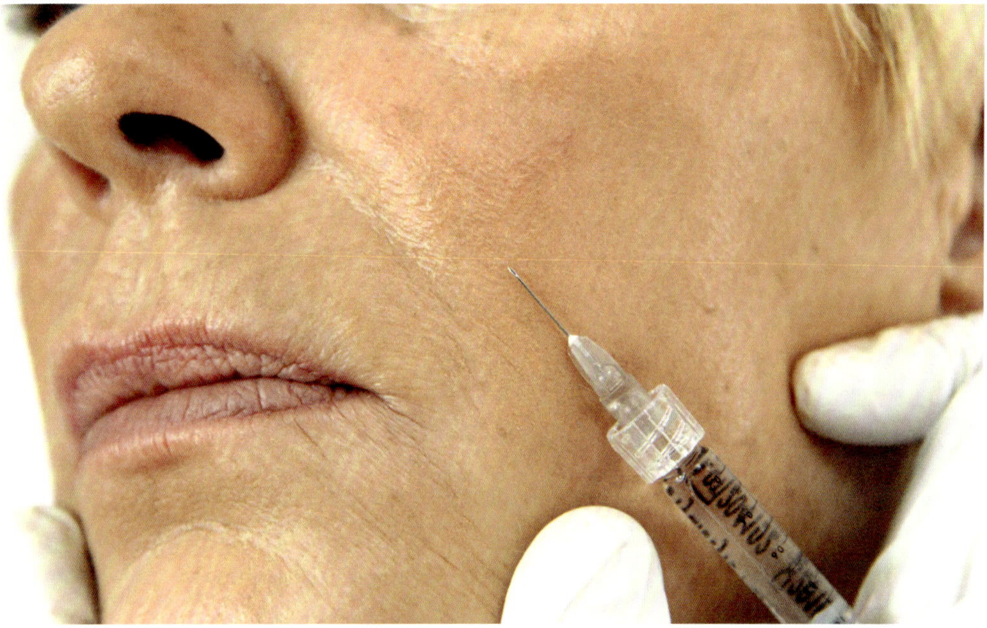

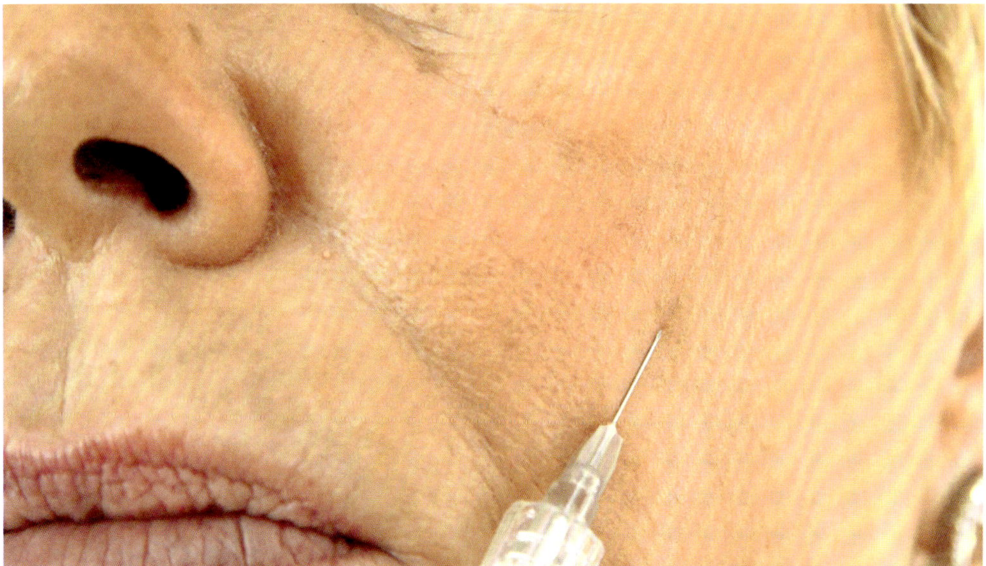

Unterspritzung mittles Criss-Cross-Technik

Volumenaufbau der Wangenknochen

Unterspritzungstechnik

- lineare Technik

Hautschicht & Hyaluronsäure

- mittlere Dermis
  → quervernetzte Hyaluronsäure
- tiefere Dermis
  → stark vernetzte Hyaluronsäure

Vorgehen

Vorab den Wangenknochen (Jochbein – Os Zygomaticum), auch Backenknochen genannt, ertasten. Mittels der linearen Technik entlang des Os zygomaticum pro Seite 0,5 bis 1,0 ml Hyaluronsäure, je nachdem welcher Grad des Volumenaufbaus erreicht werden soll, injizieren.
Für die Aufpolsterung des Wangenknochens empfehlen wir, auf jeder Seite eine 1 ml Spritze Hyaluronsäure zu applizieren. Es sind zwei bis drei Nadellängen erforderlich. Im hinteren Teilstück injizieren wir 0,4 ml, im vorderen Bereich, 0,3 ml. Mittig unter die ersten beiden Nadellängen die restlichen 0,3 ml. Die Dosierung sollte den anatomischen Gegebenheiten des Jochbeins angepasst werden.

Massieren Sie die behandelten Partien im Anschluss leicht, damit sich das Material besser ins Gewebe einpassen kann und eine Knötchenbildung vermieden wird.

Tipps / Tricks & Sonstiges

Hilfreich kann es sein, entlang des Wangenknochens die zu unterspritzende Linie mit einem extra dafür geeigneten sterilen Hautmarker einzuzeichnen.

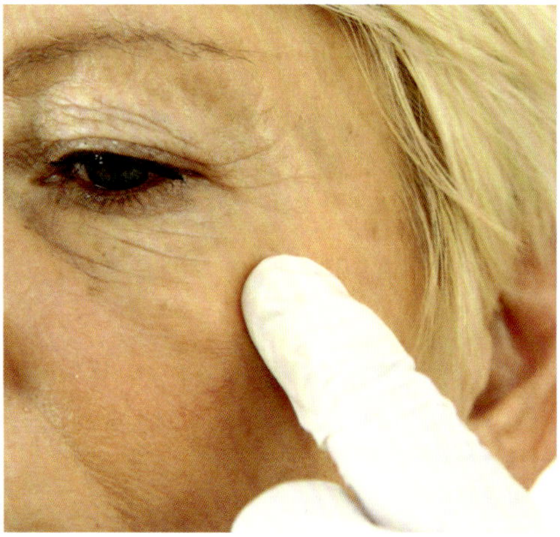

Ertasten des Wangenknochens

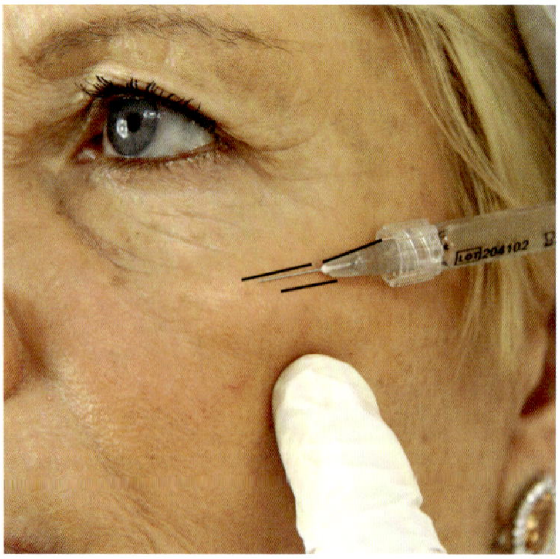

Anzeigen der Nadellänge an der zu unterspritzenden Stelle

Stirnfalten

Stirnfalten entstehen durch ein ständiges Hochziehen der Augenbrauen und der Stirn. Je älter die Leute werden, desto dünner wird das Unterhautfettgewebe, die Falten kerben sich mehr und mehr in die Stirn ein und sind dann auch im entspannten Zustand zu sehen.

Unterspritzungstechnik

– lineare Technik

Hautschicht & Hyaluronsäure

– mittlere Dermis
  → quervernetzte Hyaluronsäure zur Anhebung der Falten
– unvernetzte Hyaluronsäure
  → Erfrischung der Stirnfalte

Vorgehen

Da immer nur eine Nadellänge (normale Länge 11-13 mm) für die Unterspritzung zur Verfügung steht, wird zuerst die Länge mit der Nadel abgemessen, um festzustellen, wie oft eingestochen werden muss.
Da sich auf der Stirn wenig Unterhautfettgewebe und sich unter der Haut direkt die knöchernen Strukturen des Schädels befinden, darf die Injektion nicht zu tief gesetzt werden.
Wir können zu einem Trick greifen und den Schliff der Nadel nach unten drehen. Das Material wird dadurch direkt etwas tiefer appliziert und wir spritzen keine „Erhebungen", sondern erhalten ein schönes glattes Ergebnis. Insbesondere bei der Stirnfaltenunterspritzung kann beobachtet werden, dass das Material nicht genau unter der Falte liegen bleibt, sondern zum Teil nach oben und unten in bestehende Gewebelöcher verläuft.

Es ist nicht möglich, tief eingegrabene Stirnfalten schon in der ersten Sitzung komplett zu

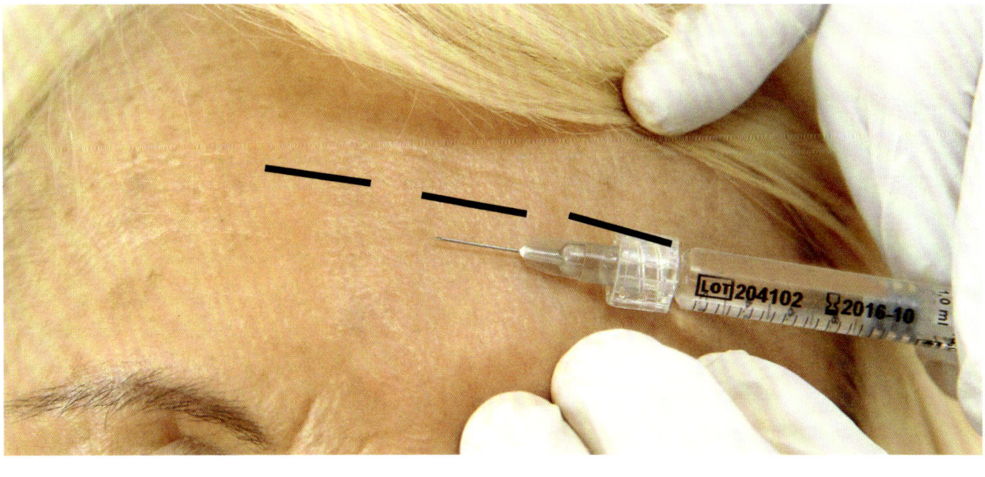

Abmessen der Länge der Stirnfalte, um Anzahl der Stiche zu ermitteln

glätten. Hier wird meist eine zweite Behandlung notwendig sein. Auf einer Nadellänge ca. 0,05 bis 0,1 ml Material applizieren.

Massieren Sie die behandelten Partien im Anschluss leicht, damit sich das Material besser ins Gewebe einpassen kann und eine Knötchenbildung vermieden wird.

CAVE: Sichtbare Gefäße müssen auf jeden Fall umspritzt werden. Teilweise macht dies eine Unterspritzung der Stirn unmöglich.

Auf jeden Fall immer aspirieren, um eine intravasale Injektion des Materials zu vermeiden.

Tipps / Tricks & Sonstiges

Lässt die Gefäßzeichnung der Stirn eine Unterspritzung mit Hyaluronsäure nicht zu, bietet die Fadentechnik eine gute Alternative.
In unserer Praxis möchten immer mehr junge Frauen kaum sichtbare Stirnfalten unterspritzt haben. Wir lehnen dies grundsätzlich ab und bieten den Patientinnen als Alternative die Fadentechnik an.

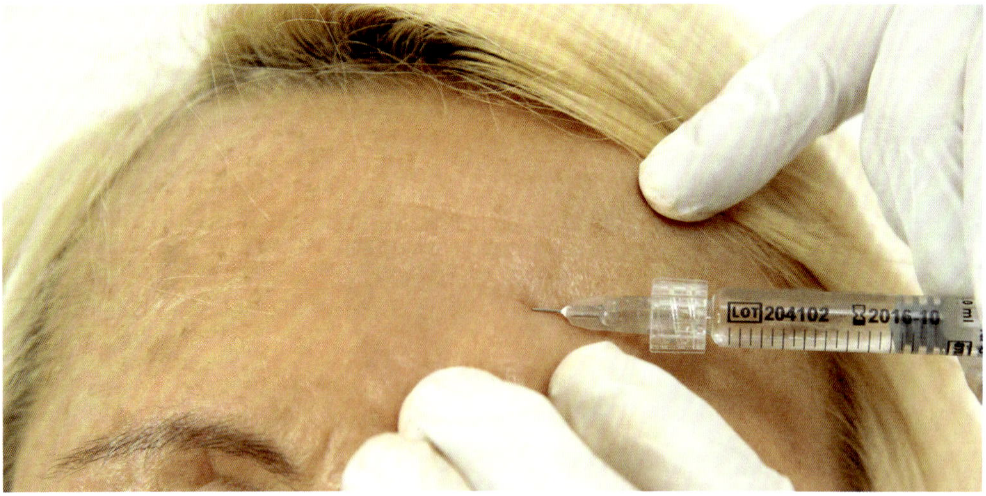

Unterspritzung der Stirnfalte

Glabellafalte / Zornesfalte

Die Glabella – auch Zornesfalte genannt bildet sich zwischen den Augenbrauen, wenn die entsprechenden Muskeln ständig zusammengezogen werden, was zumeist unbewusst passiert.

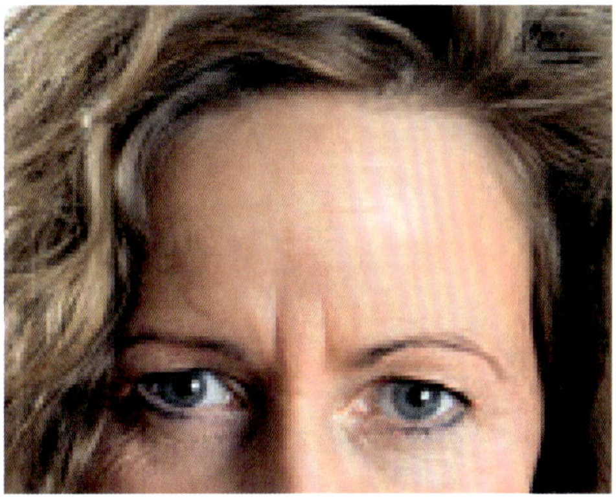

Unterspritzungstechnik

– lineare Technik

Hautschicht & Hyaluronsäure

– mittlere Dermis
  → quervernetzte Hyaluronsäure

Vorgehen

Auch hier darf die Injektion nicht zu tief gesetzt werden, da wir uns direkt über der knöchernen Struktur des Schädels befinden.

Auf jeden Fall immer auf die Gefäße und den Gefäßverlauf achten und immer aspirieren.

Zuerst injizieren wir das Material unter der Glabellafalte der Länge nach mit der linearen Technik.
Wenn wir beim Einstechen bemerken, dass eine sehr enge Gewebestruktur vorliegt, sollte die Nadel ein- bis zweimal vor- und zurück geschoben werden.
Auf diese Art und Weise schaffen wir uns einen Tunnel und etwas Raum, in dem das Material dann Platz finden kann.
Anderenfalls könnte es sein, dass sich die Hyaluronsäure nicht aus der Spritze rausdrücken lässt, da schlicht und einfach kein Platz für sie da ist. Je nach Tiefe der Falte, 0,1 bis 0,2 ml unterspritzen.

Zur Stabilisierung der Glabellafalte können gerne zusätzlich, falls Material übrig ist, die Falten, bzw. Vertiefungen oder kleinen Dellen neben der Glabellafalte, über den Augenbrauen, mit unterspritzt werden.

Dazu mit zwei Fingern die Haut etwas zusammendrücken. So werden die „Dellen" sichtbar und es können dort z.B. kleine Mengen von 0,05 ml gesetzt werden.

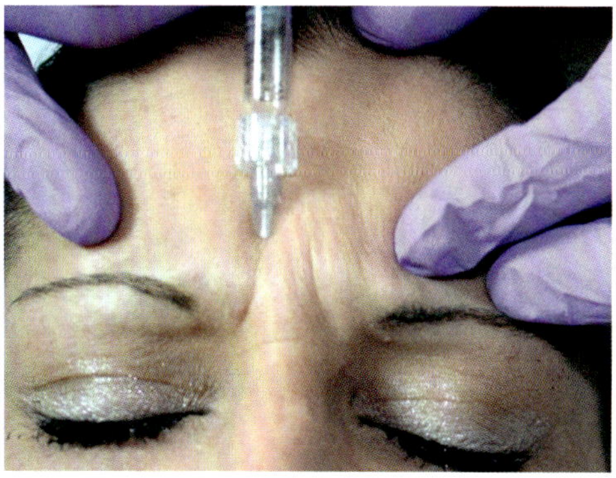

Nach der Unterspritzung der linken und rechten Glabellafalte passiert es häufig, dass sich darüber eine kleine Vertiefung bildet.
Diese Vertiefung noch einmal längs unterspritzen, damit ein schönes Ergebnis erreicht wird.
Auch wird gelegentlich nach der Unterspritzung einer linken und rechten Glabellafalte in der Mitte eine Vertiefung sichtbar.
Eigentlich logisch.
Denn wir haben zwei Berge gespritzt und in der Mitte bildet sich jetzt ein Tal.
Diese Vertiefung wird nun noch mit einer weiteren Injektion ausgeglichen.

Massieren Sie die behandelten Partien im Anschluss leicht, damit sich das Material besser ins Gewebe einpassen kann und eine Knötchenbildung vermieden wird.

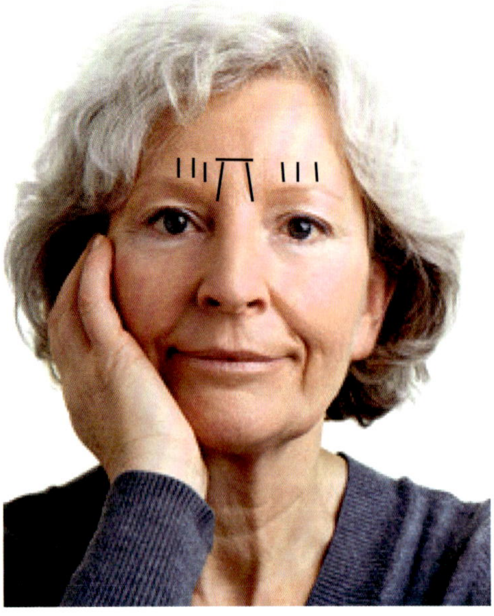

Tipps / Tricks & Sonstiges

Die Sitzlehne des Stuhls wird so weit nach unten geklappt, dass die Falten, jetzt hinter dem Patienten stehend, von Ihnen unterspritzt werden können.

Komplikationen

Achtung
Immer auf die Gefäße und den Gefäßverlauf achten! Hier muss auf jeden Fall aspiriert werden, damit das Material nicht intravasal injiziert wird. Die Folge davon wären Entzündungen bis hin zur Nekrosenbildung.

Weitere Komplikationen

Eine Injektion in die Endarterie der Glabellafalte kann zu einer Embolie führen, die sich sofort mit starken Schmerzen bemerkbar macht. Wenn das passiert, sollte möglichst umgehend (innerhalb von 24 Stunden) als Gegenmittel Hyaluronidase injiziert werden, die die Hyaluronsäure wieder auflöst. Das Mittel ist verschreibungspflichtig und darf nur von Ärzten injiziert werden.

Achtung bei Allergien gegen das Mittel!

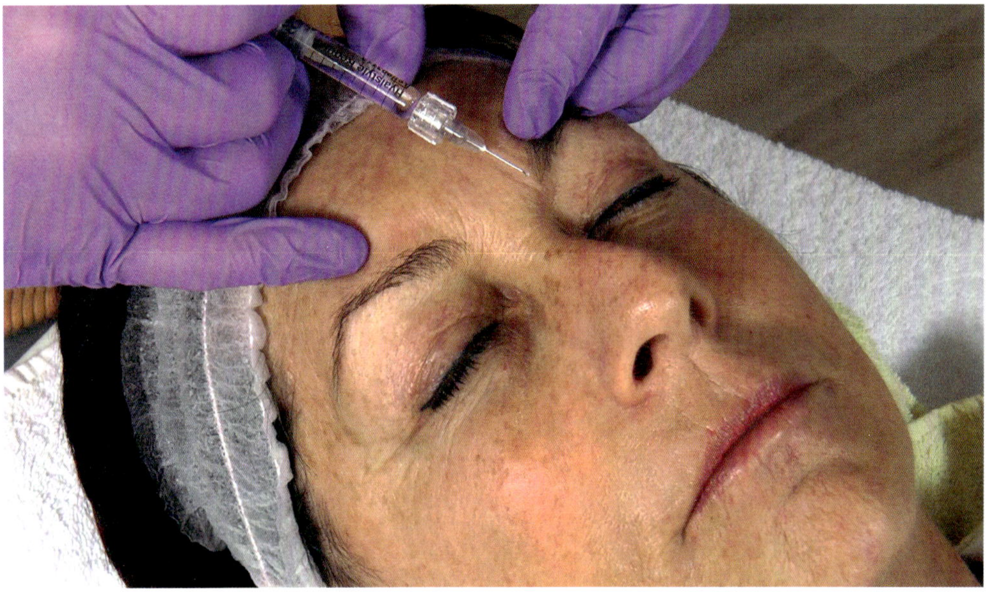
Anzeigen der Unterspritzung

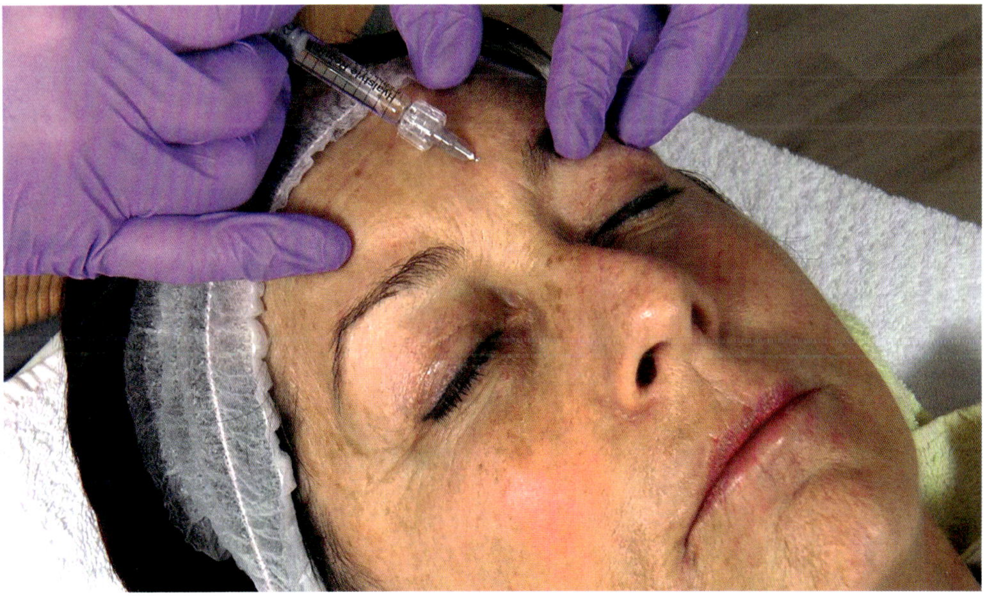
Unterspritzung der linken Seite

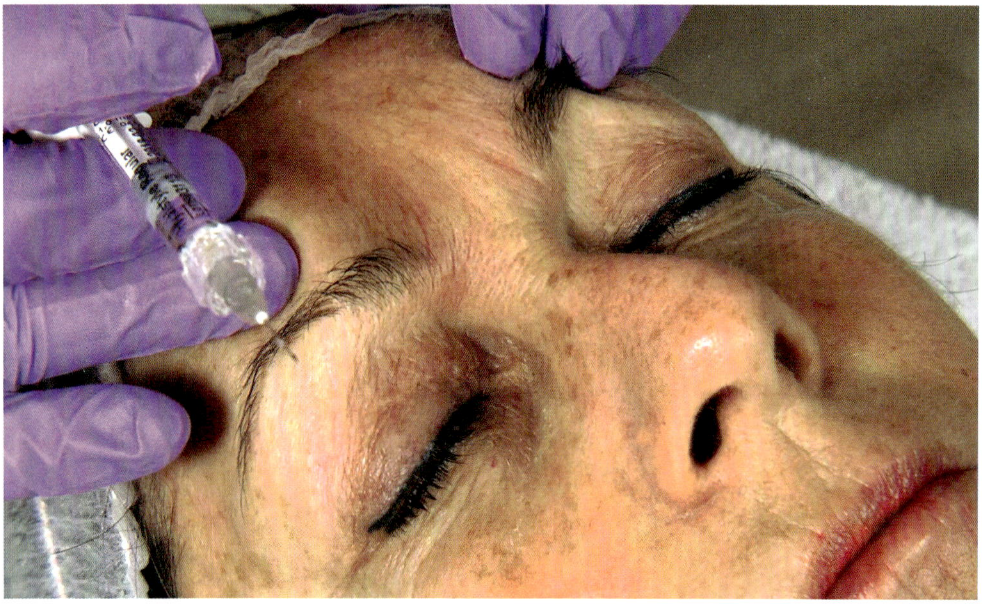

Zusammendrücken, um „Tal“ zu erkennen

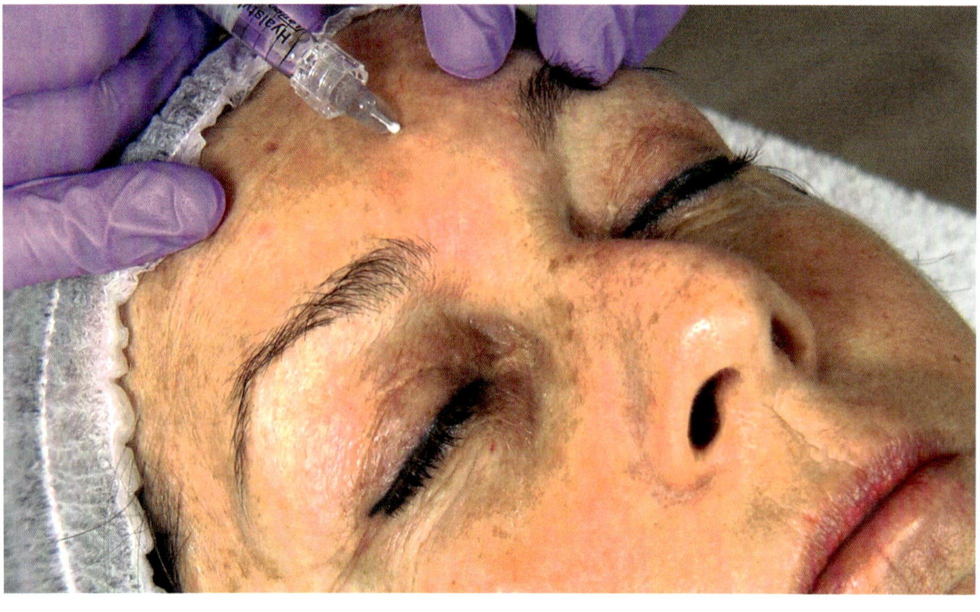

Unterspritzung der Vertiefung

Periorbitale Falten / Krähenfüße

Die periorbitalen Falten sind besser bekannt unter dem Namen „Krähenfüße“ und werden evtl. auch als Lachfältchen bezeichnet.
Sie entstehen durch Lachen, durch das Zusammenkneifen der Augen und durch UV-Bestrahlung. Natürlich spielt auch hier das Alter und die nachlassende Gewebeelastizität eine große Rolle.

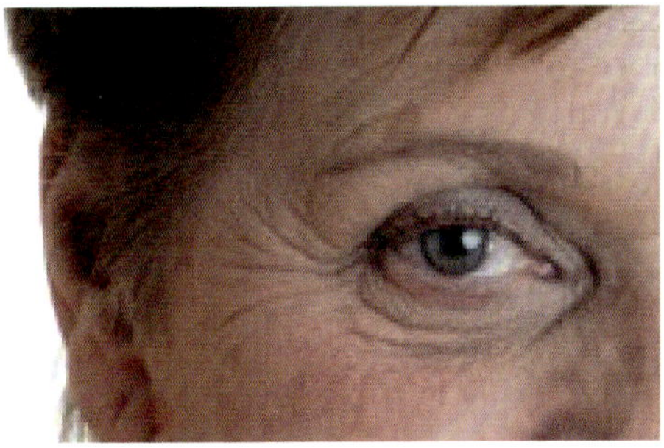

Krähenfüße

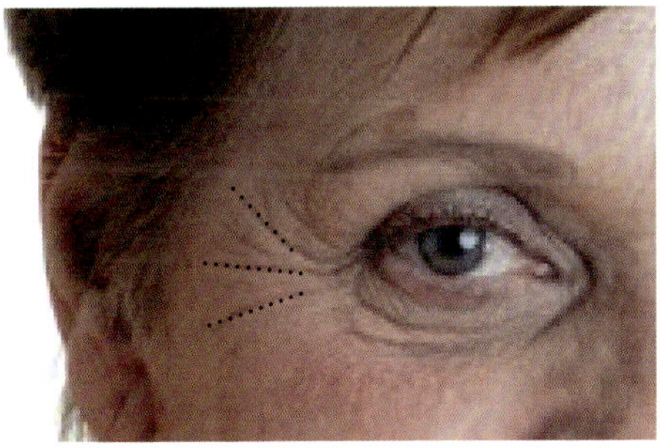

Verlauf der Krähenfüße eingezeichnet

Unterspritzungstechnik

- lineare Technik
- Punkttechnik

Hautschicht & Hyaluronsäure

- Übergang zwischen Dermis & Epidermis
  → unvernetzte Hyaluronsäure zur Erfrischung und Straffung
- mittlere Dermis für tiefere Falten
  → quervernetzte Hyaluronsäure

Vorgehen

Bitte immer daran denken, dass der Orbitarand die Spritzengrenze ist. Die Injektion wird mit der unvernetzten Hyaluronsäure zur Erfrischung der Fältchen, recht oberflächig in kleinsten Mengen, mit der linearen oder der Punkttechnik längs unter die Falten injiziert. Eine Querinjektion (s.Bild) dient zur besseren Straffung der Falten. Da die Haut hier sehr dünn ist, wird die Injektion als kaum schmerzhaft empfunden. Deshalb sind wir hier damit einverstanden, evtl. die Punkttechnik anzuwenden.
Ansonsten vertreten wir die Ansicht, den Patienten so wenig wie möglich zu stechen.

Achtung:
Große Gefahr der Hämatombildung, da neben dem Auge sehr viele, meist sogar gut sichtbare, kleine Blutgefäße verlaufen.
Sofortmaßnahme: Kühlen und Arnika-Globulis geben.
Massieren Sie die behandelten Partien im Anschluss leicht, damit sich das Material besser ins Gewebe einpassen kann und eine Knötchenbildung vermieden wird.

Kommt eine quervernetzte Hyaluronsäure zum Einsatz, sollte der Schliff nach unten gedreht werden, damit das Material direkt in einer tieferen Hautschicht appliziert wird.

Wir unterspritzen neben und unter den Augen nur noch mit der stumpfen Kanüle, damit eine Hämatombildung vermieden wird.

Es ist nicht einfach, die periorbitalen Falten zur vollen Zufriedenheit der Patienten zu unterspritzen.
Mit der unvernetzten Hyaluronsäure erreichen wir eine Straffung und Glättung dieser Falten, jedoch keine Aufpolsterung. Benötigen die Falten jedoch eine Aufpolsterung, muss mit einer quervernetzten Hyaluronsäure gearbeitet werden, was leicht zu einer Überkorrektur führen kann.

Alternativ: kleine, kurze, glatte Fäden zur Straffung der periorbitalen Falten.

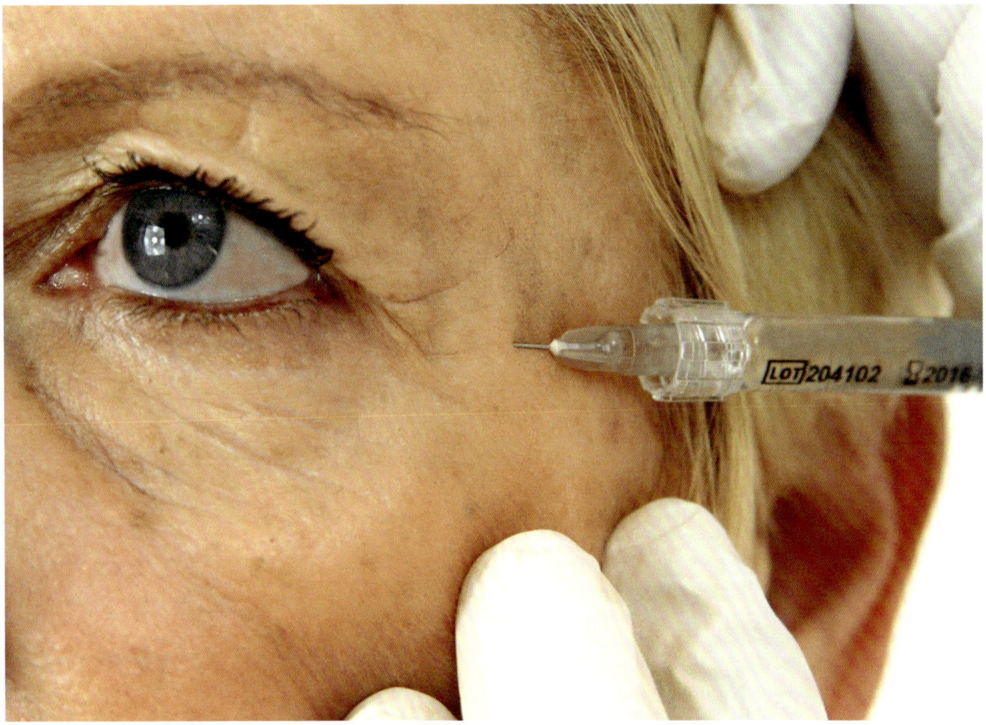

Unterspritzung der Krähenfüße

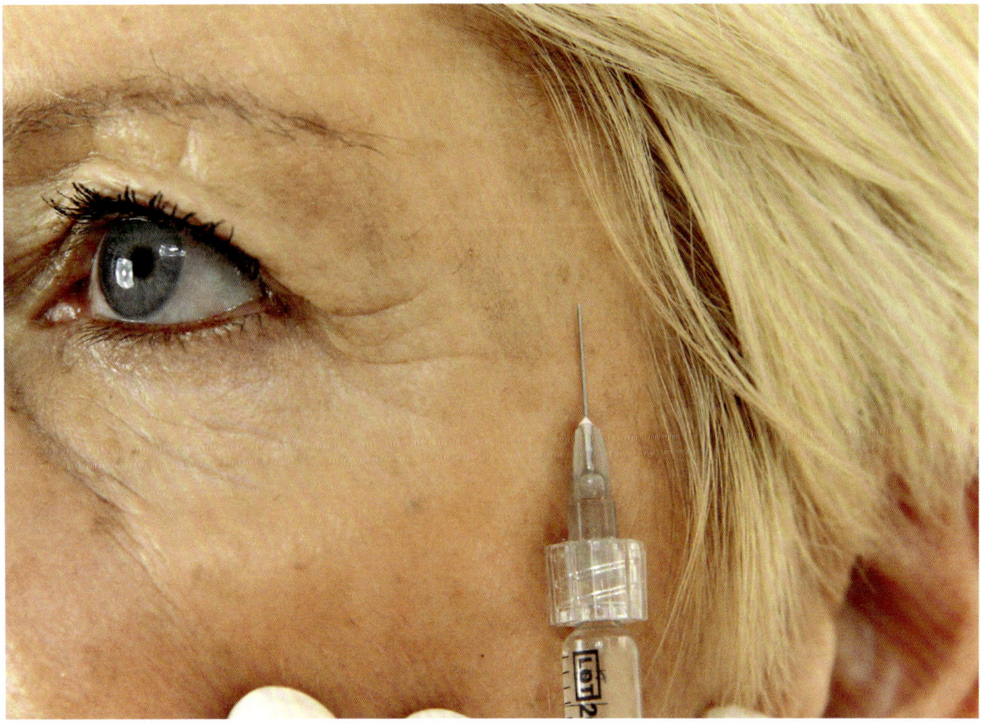

Querinjektion

Knitterfältchen – Plisseefalten

Gemeint sind hier die Knitterfältchen oder Plisseefalten, die sich unter Umständen auch erst beim Lachen zeigen.

Unterspritzungstechnik

– lineare Technik

Hautschicht & Hyaluronsäure

– Übergang zwischen Dermis & Epidermis
  → unvernetzte Hyaluronsäure

Vorgehen

Die Knitterfältchen quer zum Verlauf unterspritzen. Pro Nadellänge 0,1 bis 0,2 ml unvernetzte Hyaluronsäure. Erreicht wird dadurch eine jugendlicher aussehende, frische Straffung des gesamten behandelten Areals.

Tipps / Tricks & Sonstiges

Aspirieren.
Lassen Sie Ihren Patienten während der Behandlung ab und zu lächeln, damit diese Falten besser sichtbar werden. So können Sie genau entscheiden, in welchem Areal die Unterspritzungen, sprich Erfrischungen und Straffungen vorgenommen werden sollen.
Um ganz sicher zu gehen, dass unsere Patienten keine Hämatome bekommen, arbeiten wir in diesem Bereich vorzugsweise mit der stumpfen Kanüle.

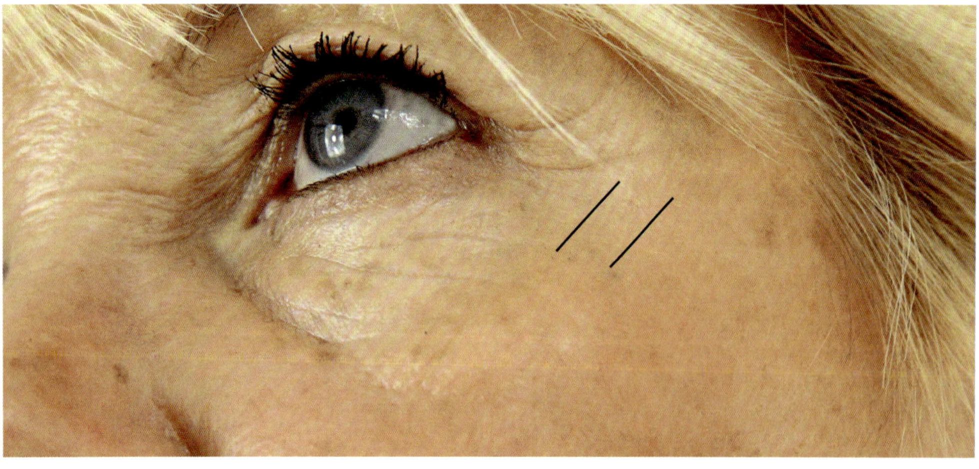

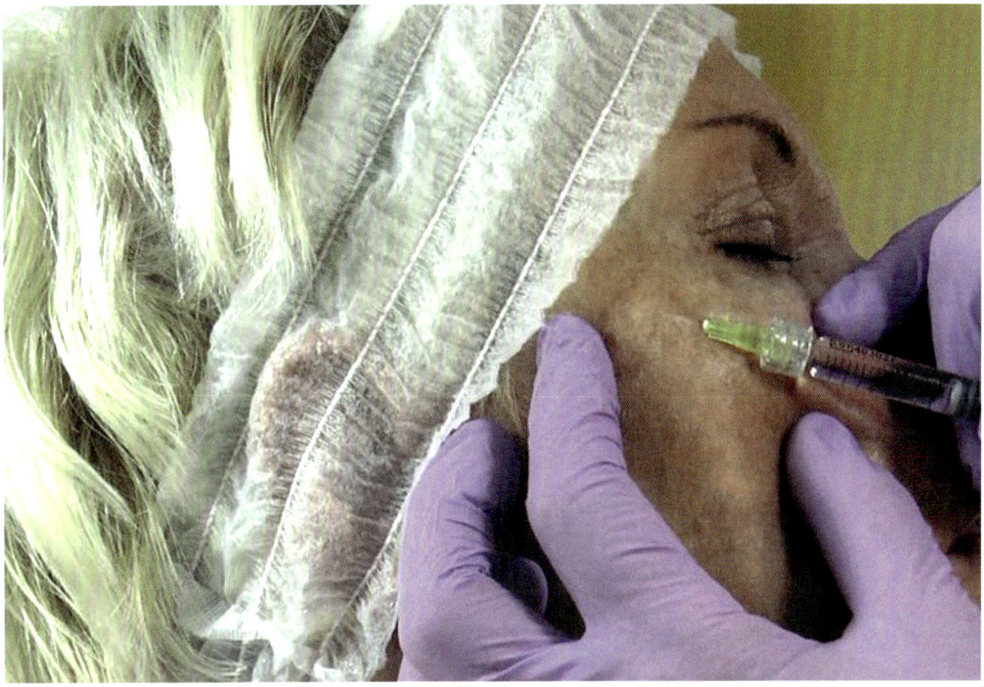

Unterspritzung Knitterfältchen

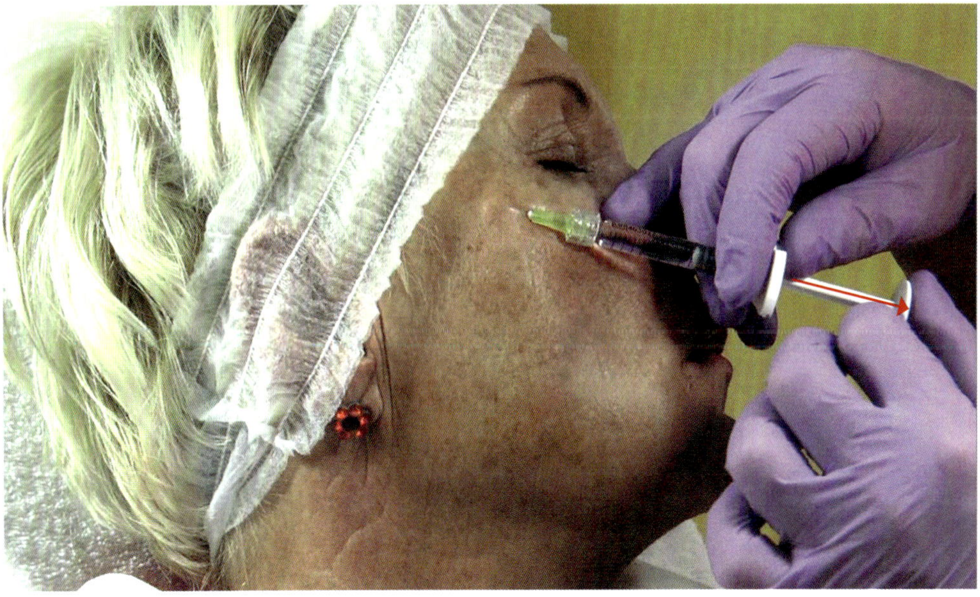

Unterspritzung Knitterfältchen - Aspirieren

Kleines Facelift

Alterungsprozesse, Haut- und Gewebealterung bewirken eine Veränderung der dreidimensionalen Topographie der Gesichtskonturen. In jungen Jahren ist das Gesicht oben breiter und unten schmaler. Leider siegt im Laufe der Jahre die Schwerkraft und das Gesicht wird oben schmaler und unten breiter.
Herabhängende Mundwinkel und Marionet-

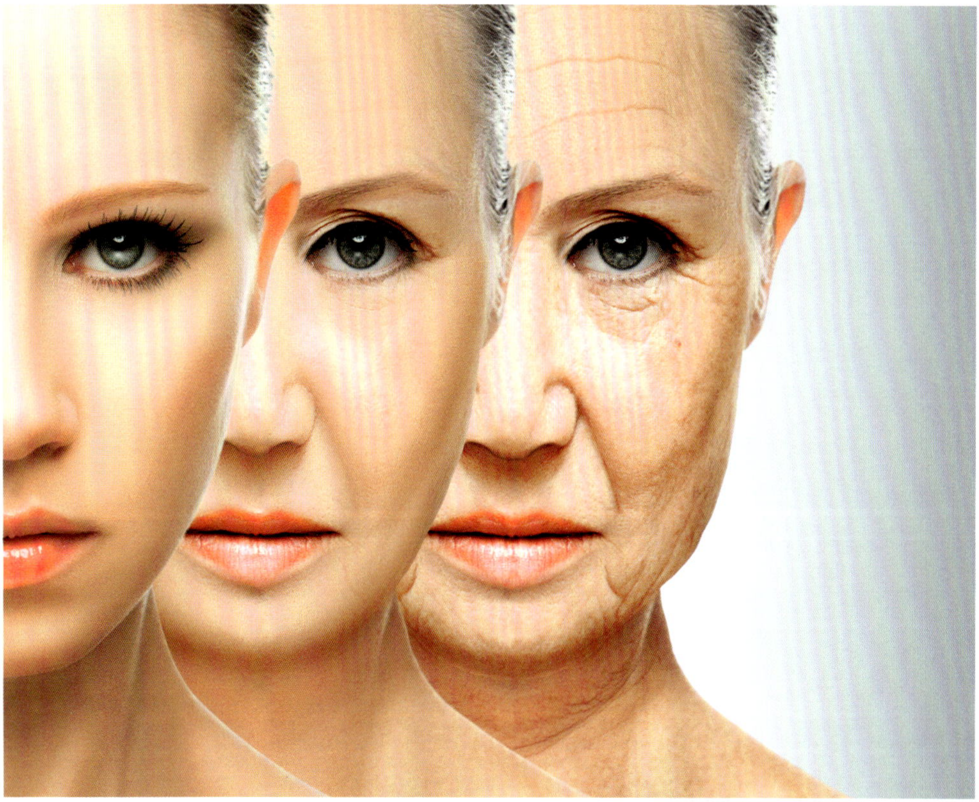

tenfalten entstehen durch den Abbau der oberflächigen Wangen- und Unterkiefer-Fettkompartimente, wodurch die Wangenhaut absinkt.

Mit der Hyaluronsäure ist es ebenfalls möglich, ein kleines Gesichtslifting durchzuführen, um wieder eine schlankere Gesichts-Silhouette zu erhalten.
Da auch der Masseter-Muskel im Laufe der Jahre seine Spannkraft verliert, gilt es, ihn in seiner Arbeit zu unterstützen.

Unterspritzungstechnik

– lineare Technik

Hautschicht & Hyaluronsäure

- Übergang zwischen Dermis & Epidermis
  → unvernetzte Hyaluronsäure
  → mittlere Dermis: quervernetzte Hyaluronsäure

Vorgehen

Den Masseter-Muskel ertasten und die Hyaluronsäure mit einer flachen, horizontalen Nadelführung, oberhalb des Muskels, unter die Haut spritzen. Diese Injektion dreimal an verschiedenen Stellen, oberhalb des Muskels, wiederholen. (siehe Zeichnung)
Zusätzlich entlang der Unterkieferlinie zwei weitere lineare Injektionen setzen. Pro Nadellänge werden 0,2 ml injiziert. Dieses kleine Facelift lässt sich mit der unvernetzten Hyaluronsäure recht unkompliziert durchführen.
Hier heißt es: Gewusst wie!!!

Da die unvernetzte Hyaluronsäure im Übergang zwischen Epidermis und Dermis gesetzt wird, entstehen bei der Unterspritzung kleine Erhebungen, an denen zu erkennen ist, dass sie in die richtige Schicht gesetzt wurde.

Normalerweise verteilt sich das Material ca. innerhalb von 2 Tagen und der Patient kann dahingehend beruhigt werden, dass diese „Erhebungen" auf keinen Fall zurück bleiben werden. Im Einzelfall kann es einige Tage länger dauern. Hier ist es, wie bei allen Unterspritzungen, von der Haut, Gewebestruktur und den Stoffwechselprozessen des Patienten abhängig, wie schnell oder langsam die Hyaluronsäure eingebaut wird.
Der Muskel erhält durch diese Unterspritzungstechnik wieder mehr Spannkraft und zieht die Haut nach oben.
Das Ergebnis ist in den meisten Fällen sofort sichtbar und verbessert sich noch innerhalb der nächsten Tage.
Der Behandler entscheidet sich für die unvernetzte Hyaluronsäure, wenn der Patient auf keinen Fall eine Aufpolsterung der Kinnlinie, sondern lediglich eine Straffung wünscht.
Soll der gleiche Effekt und eine kleine Aufpolsterung erreicht werden, entscheidet er sich für eine quervernetzte Hyaluronsäure, die in die mittlere Dermis appliziert wird.
Es ist sinnvoll, auf jeder Seite 1 ml Hyaluronsäure zu verwenden.

Massieren Sie die behandelten Partien im Anschluss leicht, damit sich das Material besser ins Gewebe einpassen kann und eine Knötchenbildung vermieden wird.

Tipps / Tricks & Sonstiges

Die Hyaluronsäure hat natürlich ihre Grenzen und der Effekt hält mit dem unvernetzten Material ca. **drei Monate**.
Nach nochmaliger Wiederholung **6 Monate.**
Mit dem quervernetzten Material hält der Effekt **ca. 4 Monate** an.

In unserer Praxis haben wir dieses kleine Facelift jahrelang mit der Hyaluronsäure durchgeführt. Mittlerweile sind wir dazu übergegangen, unseren Patienten für das Hochziehen der Kinnlinie und der „Hängebäckchen“ nur noch das Fadenlifting anzubieten.
www.fadenlifting-seminare.de

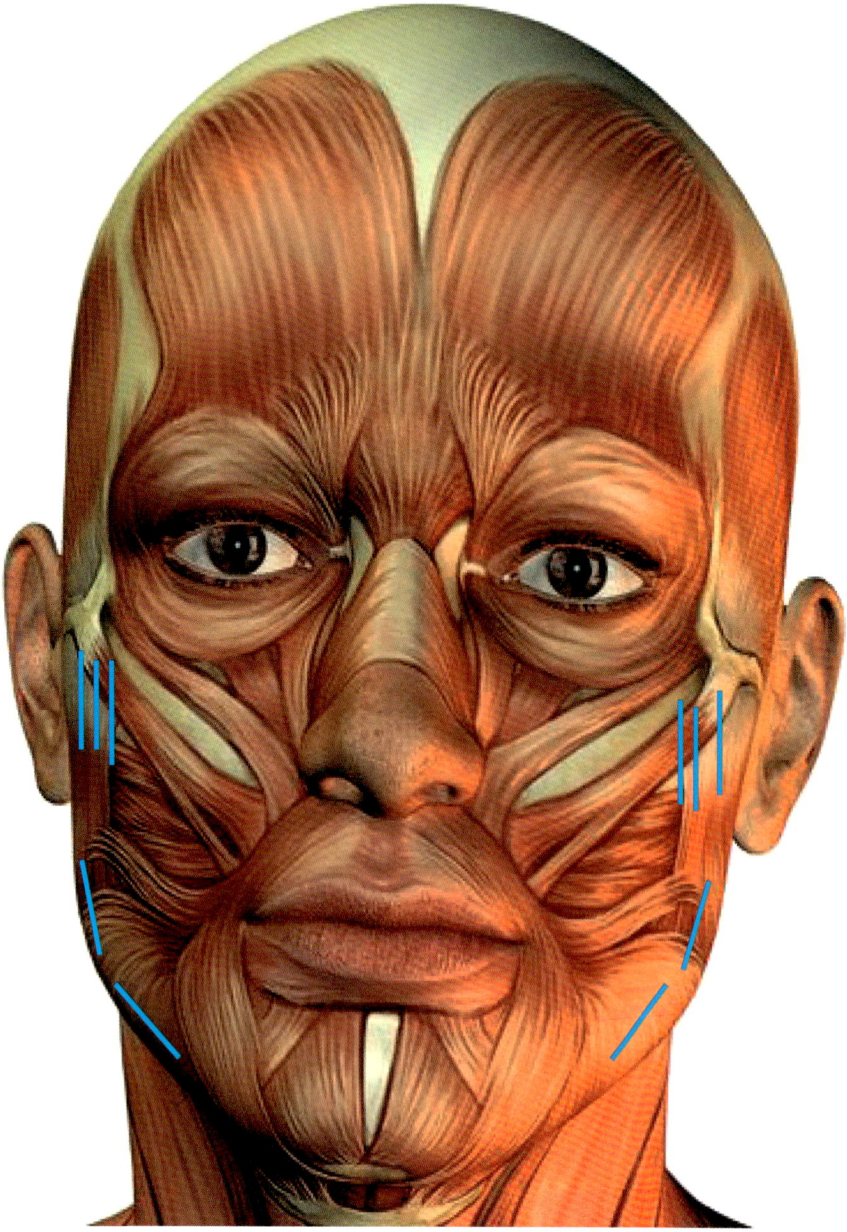

Darstellung Masseter-Muskel

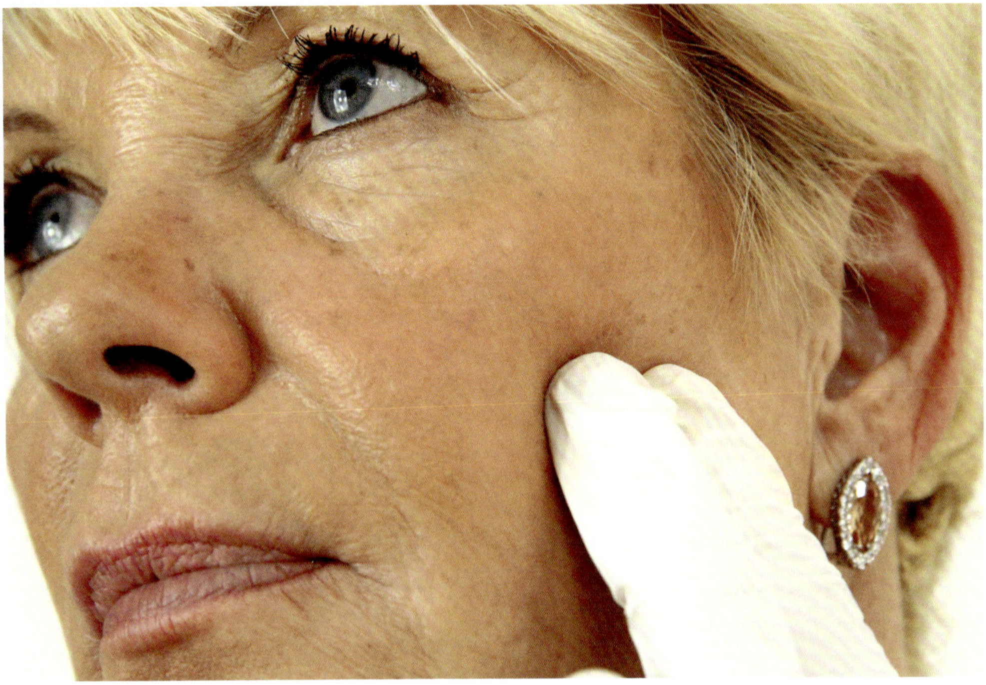

Ertasten des Masseter-Muskels

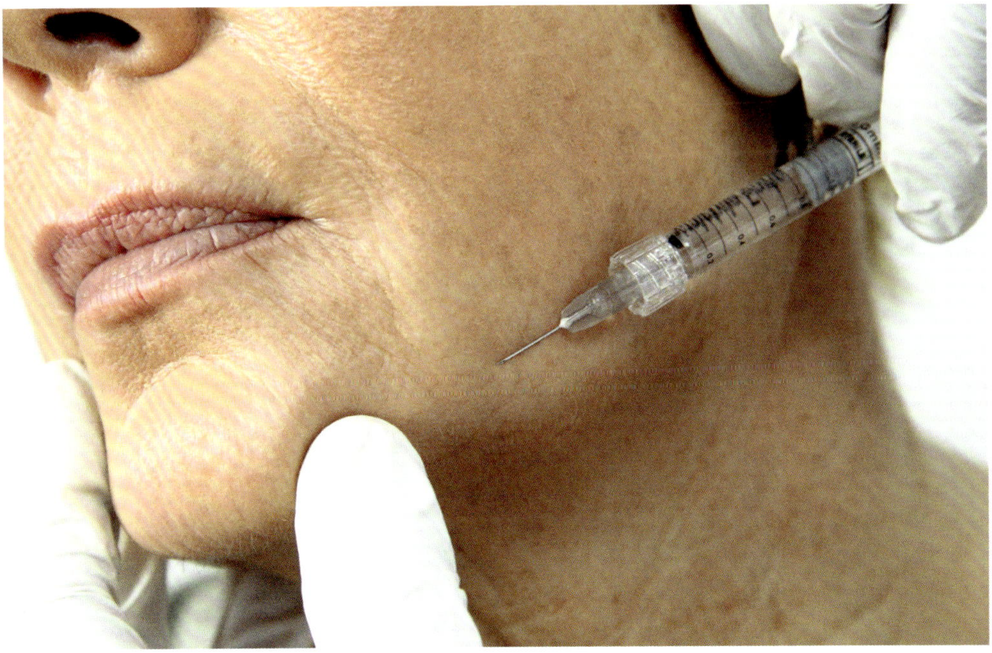

Anzeigen, wie das Material entlang der Kinnline gespritzt wird

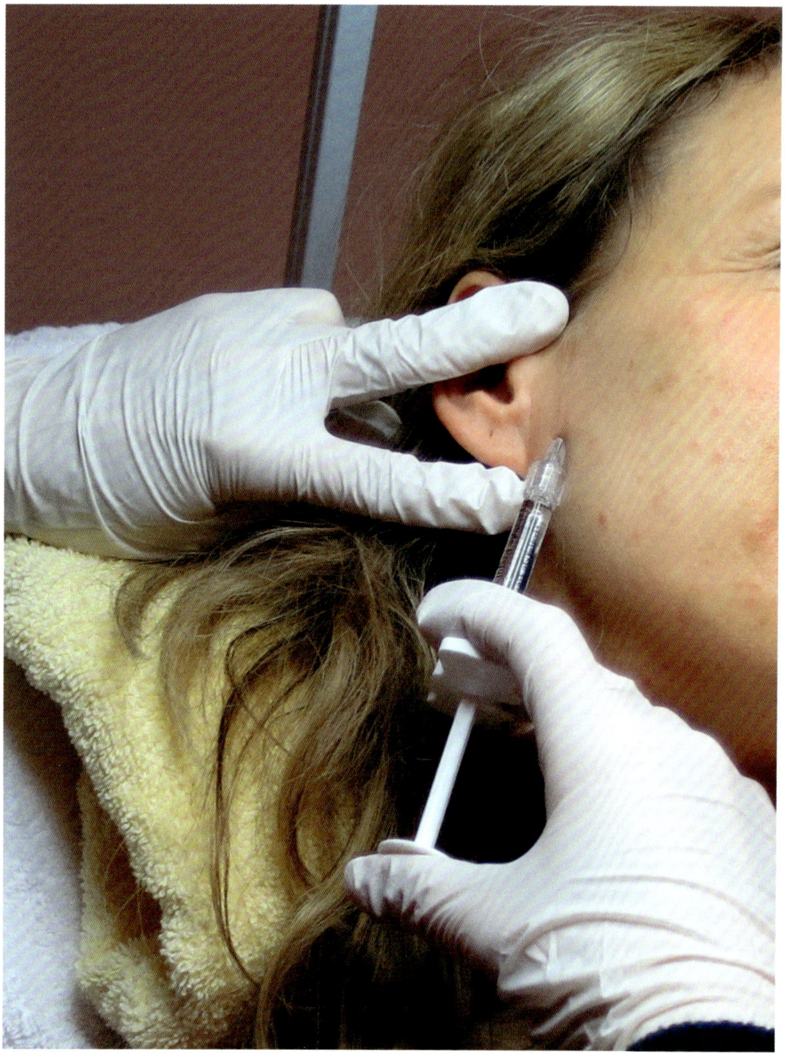

Bild 1_Ablauf kleines Facelift, gestochen

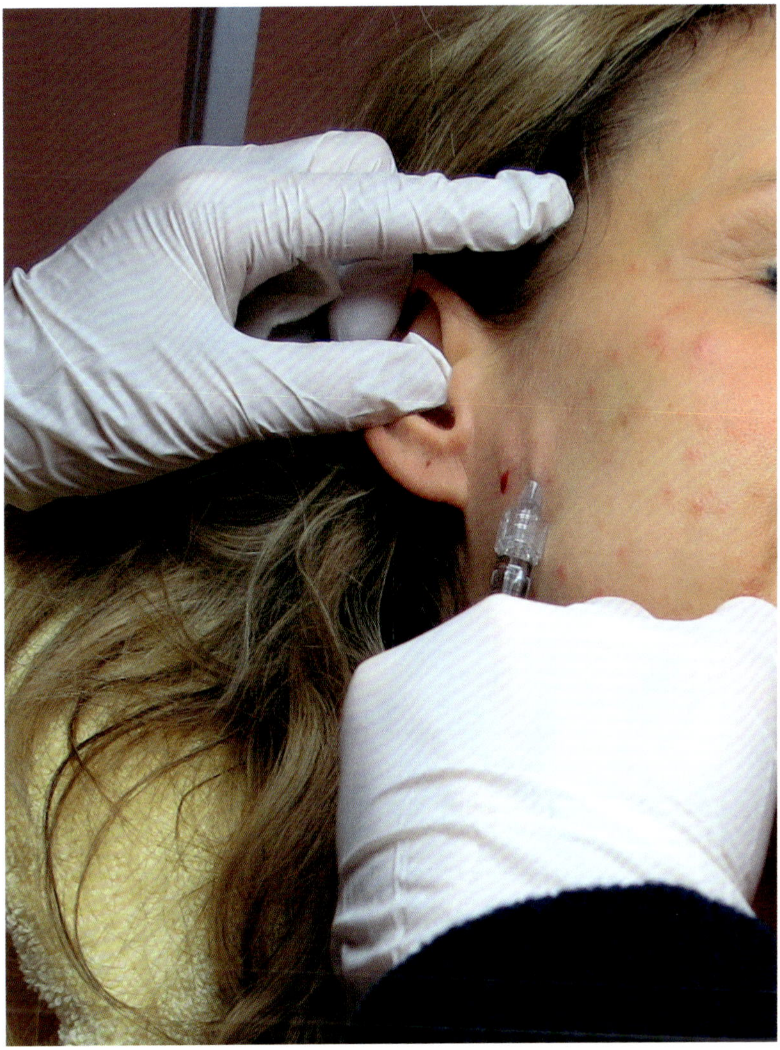

Bild 2

Gesichtserfrischung

Unterspritzungstechnik

- Mikropapulartechnik (Vorgehen 1)
- Depottechnik (Vorgehen 2)
- Nappage-Technik (Vorgehen 3)

Hautschicht & Hyaluronsäure

- Übergang zwischen Epidermis & Dermis (Vorgehen 1)
  → unvernetzte Hyaluronsäure

- mittlere Dermis (Vorgehen 2)
  → unvernetzte Hyaluronsäure

Eine Gesichtserfrischung kann mittels der Mikropapular, der Nappage oder Depottechnik durchgeführt werden.

Vorgehen 1

An Stellen, an denen die Gesichtshaut eine Erfrischung benötigt, setzt man mittels der Mikropapulartechnik mit der unvernetzten Hyaluronsäure mit 0,01 oder 0,02 ml kleine Quaddeln. Diese exakte, gleichmäßige Dosierung und Verteilung der Hyaluronsäure ist mit der Unterspritzung per Hand kaum möglich.

Hier empfehlen wir das DermiStyler Autoinjectsystem mit dem sich 0,01 und 0,02 ml Quaddeln problemlos injizieren lassen.

Der Nachteil dieser Methode ist, dass der Körper evtl. zwei Tage benötigt, um die Hyaluronsäure komplett aufzunehmen, der Patient sich jedoch ungern mit Quaddeln im Gesicht zeigen möchte.

Vorgehen 2

Da es für den Patienten nicht sehr angenehm ist und unschön aussieht, wenn er sich mit Quaddeln zeigen muss, entscheiden sich die meisten Patienten gegen die erste Methode und wählen folgendes Vorgehen:

Die Nadel im 45 Grad Winkel in die Haut einstechen und in die mittlere Dermis ein Depot setzen. Dadurch wird eine Hauterfrischung, quasi eine Gesichtsmaske von innen, erreicht.

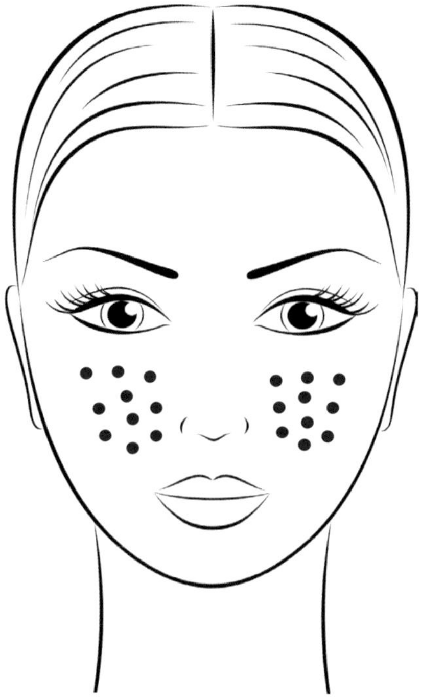

Vorgehen 3

Eine Gesichtserfrischung kann auch mittels der Nappage-Technik durchgeführt werden.

Nachteil: Bei dieser Methode wird sehr viel Material verbraucht und es verbleibt nicht genügend Hyaluronsäure in der Haut.

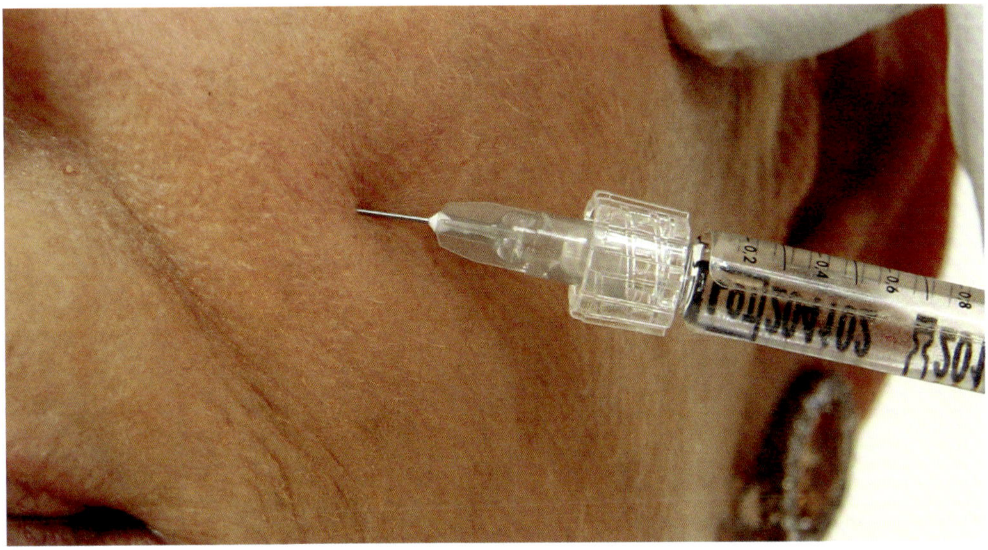

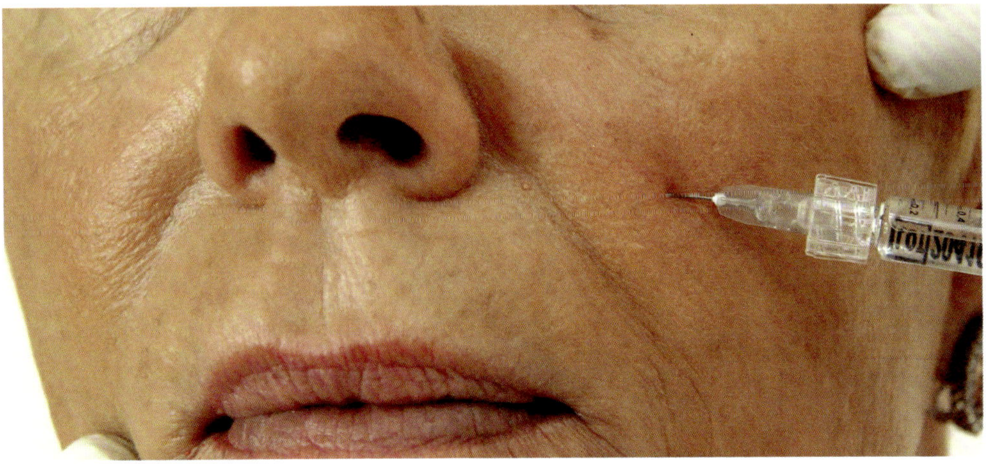

Gesichtserfrischung und Straffung

Mit dieser von uns entwickelten Methode wird das Gesicht erfrischt und gleichzeitig eine Gesichtsstraffung erreicht.

Unterspritzungstechnik

- lineare Technik

Hautschicht & Hyaluronsäure

- Übergang zwischen Epidermis & Dermis
  → unvernetzte Hyaluronsäure

Vorgehen

Mit der linearen Technik werden, schräg von oben nach unten - oder von unten nach oben - pro Nadellänge ca. 0,2 ml unvernetzte Hyaluronsäure knapp unter die Haut injiziert. Leichte Erhebungen sollten noch zu sehen sein, damit Sie wissen das das Material in der richtigen Schicht appliziert wurde. Diese Erhebungen verschwinden in wenigen Stunden, maximal in 2 Tagen.

Merke: Immer dort, wo kein Volumen benötigt wird und nur ein Straffungs- oder Erfrischungseffekt erreicht werden soll, arbeiten wir mit der unvernetzten Hyaluronsäure.

Massieren Sie die behandelten Partien im Anschluss leicht, damit sich das Material besser ins Gewebe einpassen kann und eine Knötchenbildung vermieden wird.

Tipps / Tricks & Sonstiges

Für einen richtig guten Erfolg sollte auf jeder Seite eine 1 ml Spritze verwendet werden.

Alternative Behandlungsmethoden:
- PRP (Vampire-Lifting)
- Microneedling
- Galvanischer Strom

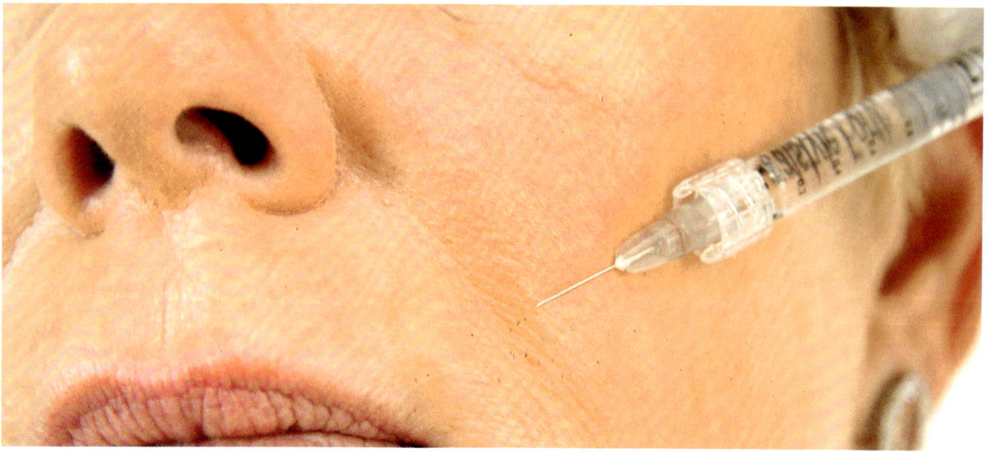

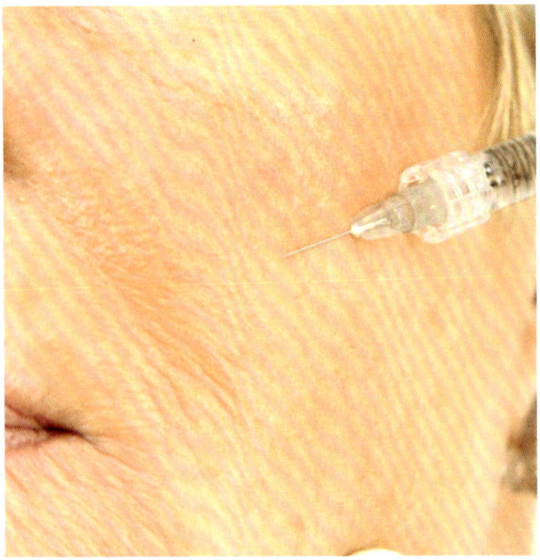

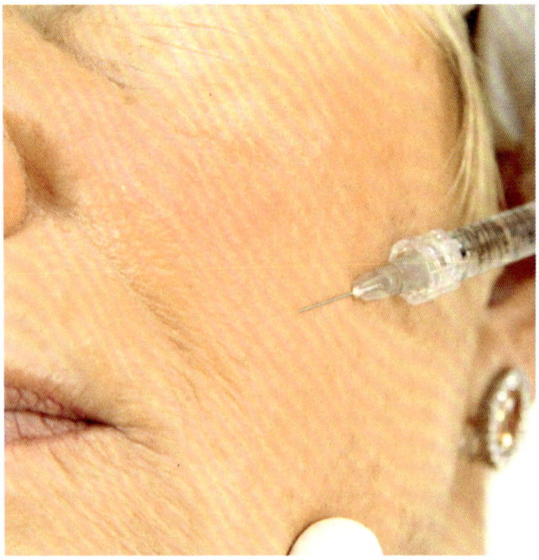

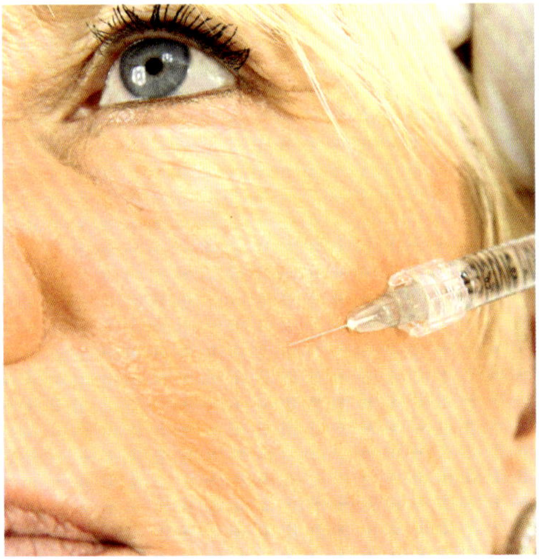

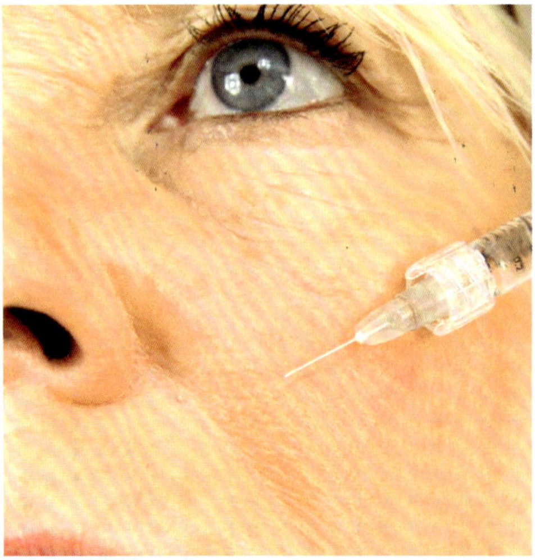

Hals und Dekolleté-Erfrischung

Wird angewandt bei älterer oder stark dehydrierter Haut. Schützt auch vor Austrocknung durch die Sonne.

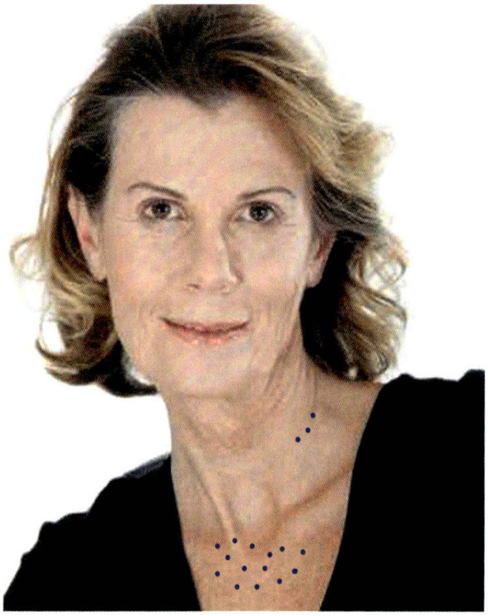

Unterspritzungstechnik

- Mikropapulartechnik (1)
- Multipunkturtechnik (2)

Hautschicht & Hyaluronsäure

- Übergang zwischen Epidermis & Dermis
  → unvernetzte Hyaluronsäure

1.Erfrischungsmethode

Mit der Mikropapulartechnik die Hyaluronsäure an die Stellen setzen, die erfrischt und gestrafft werden sollen. Das ist von Patient zu Patient unterschiedlich.

Auch hier ist die unvernetzte Hyaluronsäure das Material der ersten Wahl.

Den Schliff nach unten drehen und die Hyaluronsäure oberflächlich, langsam, in Abständen von 2 bzw. 3 mm, d. h. in einer Tiefe von bis zu ca. 2 mm, in kleinsten Mengen (0,01 / 0,02 ml) gleichmäßig unter die Haut applizieren. Es entsteht eine Quaddel.

Massieren Sie die behandelten Partien im Anschluss leicht, damit sich das Material besser ins Gewebe einpassen kann und eine Knötchenbildung vermieden wird.

Indikation: Wird angewandt bei älterer oder stark dehydrierter Haut.

2.Erfrischungsmethode

Ebenfalls könnte die Multipunkturtechnik, die sog. Nappage-Technik, angewendet werden.

Der Schliff der Nadel zeigt nach oben und die Hyaluronsäure wird oberflächlich appliziert.

Es wird sehr schnell gearbeitet.

Das Material wird so in ungeordneten Abständen in kleinsten Mengen in die Haut gebracht.

Massieren Sie die behandelten Partien im Anschluss leicht, damit sich das Material besser ins Gewebe einpassen kann und eine Knötchenbildung vermieden wird.

Indikation: Wird angewandt bei junger oder leicht dehydrierter Haut.

Tipps / Tricks

Die Erfrischungsmethode 2 ist nicht sehr empfehlenswert, da sehr viel Material verbraucht wird.

Im Normalfall soll der Patient nach einer Faltenunterspritzung mindestens fünf Tage nicht in die Sonne und auf die Sonnenbank gehen. Die Dekolleté-Erfrischung kann in diesem Fall als Schutz gegen die Sonne dienen, da die Haut eine Feuchtigkeitsmaske von innen erhält.

Alternative Behandlungsmethoden:

- PRP (Vampire-Lifting)
- Microneedling
- Galvanischer Strom

Stechen

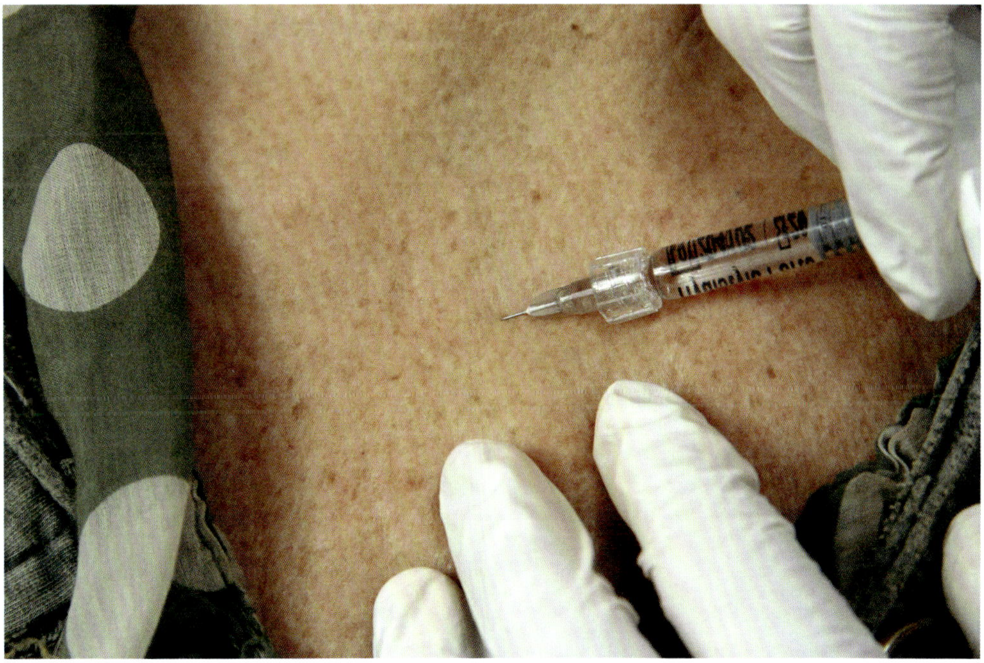

Hals -Falten

Unterspritzungstechnik

– lineare Technik

Hautschicht & Hyaluronsäure

– Übergang zwischen Epidermis & Dermis
  → unvernetzte Hyaluronsäure
– mittlere Dermis
  → quervernetzte Hyaluronsäure

Vorgehen

Bereits sichtbare Falten im Halsbereich werden mit der unvernetzten Hyaluronsäure und der linearen Technik unterspritzt.
Der Schliff zeigt nach oben und das Material wird im Übergang zwischen Epidermis und Dermis injiziert.

Sind schon tiefere Falten vorhanden, entscheiden wir uns für eine quervernetzte Hyaluronsäure. Bei der Unterspritzung den Schliff nach unten drehen. Dadurch rutscht das Material direkt in die tiefere Gewebeschicht, ohne dass tiefer eingestochen werden muss.

Anzeigen der 1. Länge

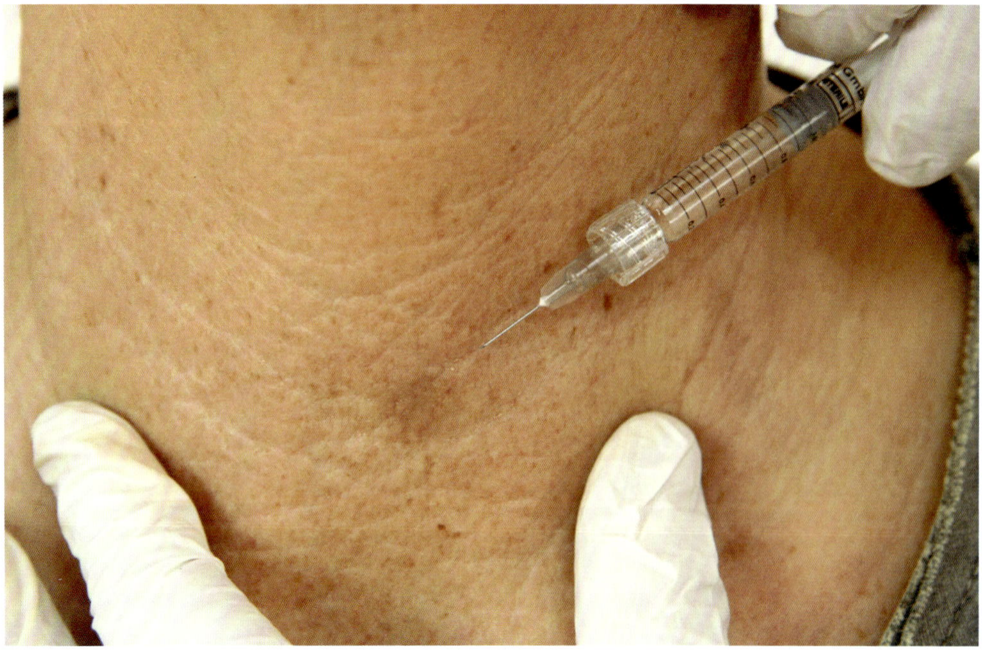

Gerade im Halsbereich bitte ganz besonders auf Gefäße achten und sie mit der freien Hand zur Seite drücken und schützen.

Tipps / Tricks & Sonstiges

Achtung: Gerade bei schlaffen Halsfalten haben sich bereits Gewebslöcher gebildet, in die die Hyaluronsäure hineinfließen kann.
Sie ist dann als Knubbel oder Knoten tastbar. Sollte dies der Fall sein, bitten Sie den Patienten, diese Stellen ständig zu massieren. Erfahrungsgemäß verteilen sich diese Knötchen spätestens nach zwei Wochen.
Alternative: Fadenlifting

Stechen der 1. Länge

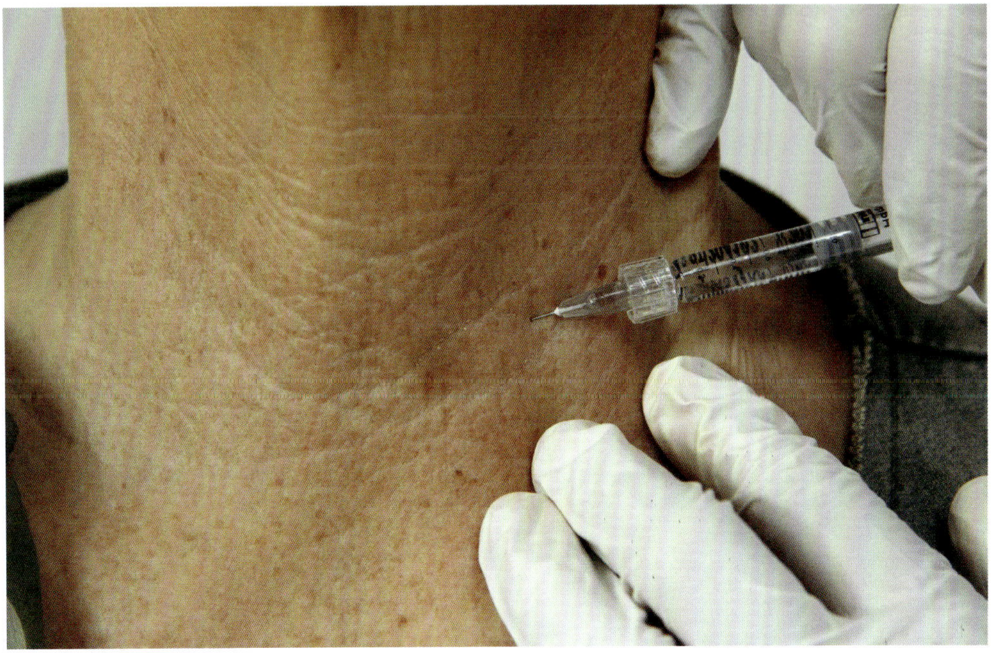

Dekolleté-Falten

Diese Falten können ebenfalls mit der linearen Technik, Falte für Falte, unterspritzt werden. Im Dekolleté Bereich arbeiten wir nur mit der unvernetzten Hyaluronsäure.

Hautschicht & Hyaluronsäure

– Übergang zwischen Epidermis & Dermis
  → unvernetzte Hyaluronsäure

Unterspritzungstechnik

– lineare Technik

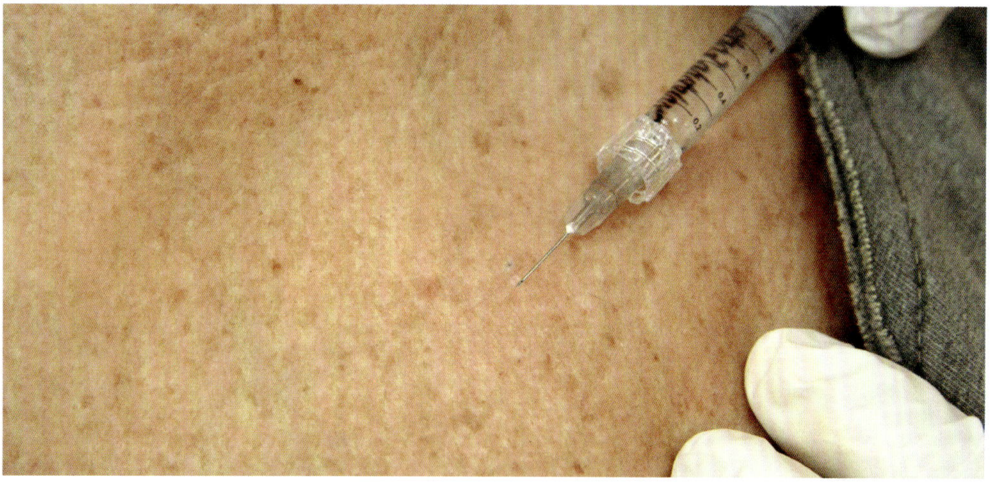

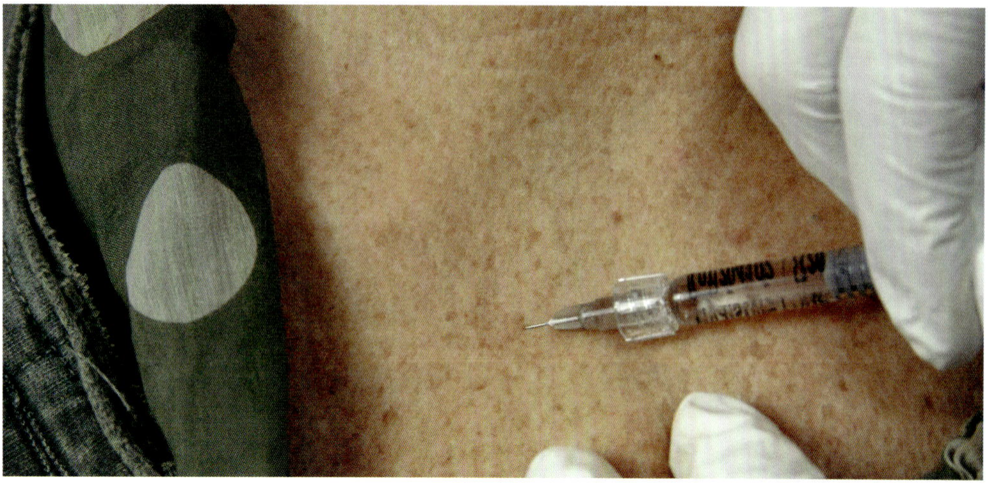

Hände-Erfrischung I

Indikation

Wird angewandt bei älterer oder stark dehydrierter Haut

Unterspritzungstechnik

– Mikropapulartechnik

Hautschicht & Hyaluronsäure

– Übergang zwischen Epidermis & Dermis
  → unvernetzte Hyaluronsäure

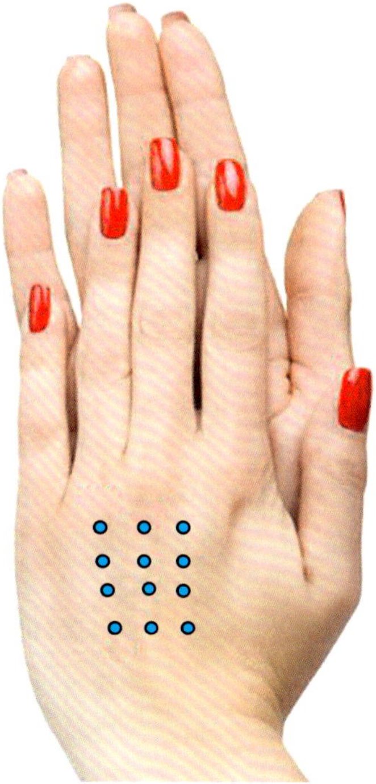

1. Erfrischungsmethode

Vorgehen

Auch zur Erfrischung der Hände evtl. mit der punktuellen Mikropapulartechnik arbeiten. Den Schliff nach unten drehen und die Hyaluronsäure oberflächlich, langsam, in Abständen von 2 bzw. 3 mm, d. h. in einer Tiefe von bis zu ca. 2 mm, in kleinsten Mengen gleichmäßig unter die Haut applizieren.
Es entsteht eine Quaddel.
Vorzugsweise wird das Areal bearbeitet, das erfrischt werden soll.

Anschließend erfolgt eine Massage der behandelten Bereiche.

Hände-Erfrischung II

Indikation

Wird angewandt bei älterer oder stark dehydrierter Haut

Unterspritzungstechnik

- Depottechnik

Hautschicht & Hyaluronsäure

→ unvernetzte Hyaluronsäure

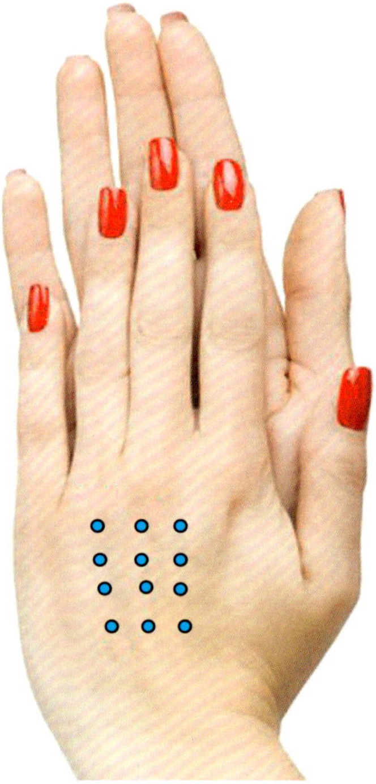

2. Erfrischungsmethode

Vorgehen

Wenn der Patient sich ungern mit Quaddeln auf den Händen zeigen möchte, empfiehlt sich folgende Methode:
Entlang der Mittelhandknochen kleinere Injektionen setzen. Der Schliff zeigt nach oben. Die Nadel im Winkel von ca. 20° einstechen und in der Tiefe ein Depot von 0,02 bis 0,05 ml Hyaluronsäure abgeben.
So kann mit kleinsten Mengen Hyaluronsäure eine größere Fläche von innen heraus erfrischt werden. Eine Quaddelbildung sollte hier vermieden werden.

Massieren Sie die behandelten Partien im Anschluss leicht, damit sich das Material besser ins Gewebe einpassen kann und eine Knötchenbildung vermieden wird.

Hände-Erfrischung III

Indikation

Wird angewandt bei älterer oder stark dehydrierter Haut

Unterspritzungstechnik

– linerae Technik

Hautschicht & Hyaluronsäure

– Übergang zwischen Epidermis & Dermis
  → unvernetzte Hyaluronsäure

3. Erfrischungsmethode

Vorgehen

Die Hyaluronsäure entlang der Mittelhandknochen bzw. in den Bereichen, die erfrischt werden sollen, mit der linearen Technik unter die Haut injizieren. Der Schliff der Nadel zeigt nach oben. Pro Nadellänge 0,1 bis 0,2 ml applizieren. Um ein einigermaßen gutes Ergebnis zu erzielen, sollte pro Hand eine 1 ml Spritze verwendet werden.

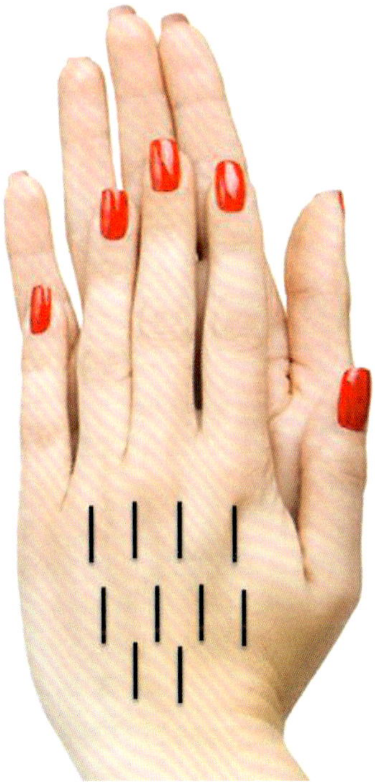

Tipps / Tricks & Sonstiges

Zuerst waren wir von der Idee begeistert, die Hände mit der stumpfen Kanüle zu unterspritzen. Das heißt, mit nur einem Einstich könnte die Hyaluronsäure fächerförmig verteilt werden.

Jedoch stellte es sich als schwierig heraus, an Knochen und Blutgefäßen vorbei die Nadel dort hinzuschieben, wo das Material platziert werden soll. Deshalb arbeiten wir an den Händen nur mit der spitzen Nadel und applizieren die Hyaluronsäure genau an die Stellen, die erfrischt werden sollen. Auch mit der spitzen Nadel fächern wir nicht.

Volumenaufbau der Hände

Indikation

Für ältere, knochige Hände, denen das Unterhautfettgewebe fehlt.

Unterspritzungstechnik

- lineare Technik

Hautschicht & Hyaluronsäure

- mittlere Dermis
  → quervernetzte Hyaluronsäure
  → stark vernetzte Hyaluronsäure

Vorgehen

Zum Volumenaufbau der Hände, eine quervernetzte Hyaluronsäure entlang der Mittelhandknochen in die mittlere Dermis injizieren. Sollte ein noch stärkerer Volumenaufbau gewünscht werden, eine stark vernetzte Hyaluronsäure verwenden.

Es empfiehlt sich, eine kleine Hautfalte zu bilden, die Nadel einzustechen und das Material mit der linearen Technik zu applizieren.

Auch hier fächern wir nicht, da mit der linearen Technik das Material genau an die Stellen appliziert werden kann, wo es erwünscht ist.

Massieren Sie die behandelten Partien im Anschluss leicht, damit sich das Material besser ins Gewebe einpassen kann und eine Knötchenbildung vermieden wird.

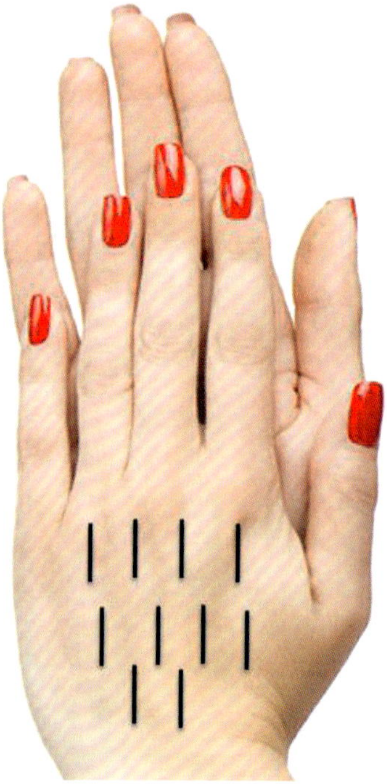

Bild 1:

Legen Sie die Patientenhand auf eine ebene Fläche

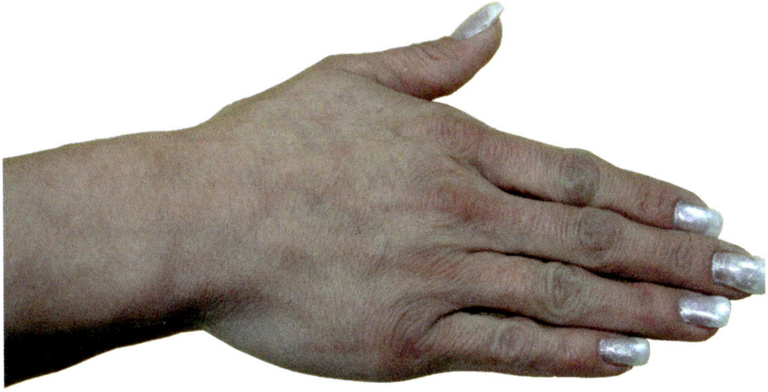

Bild 2:

Injizieren Sie

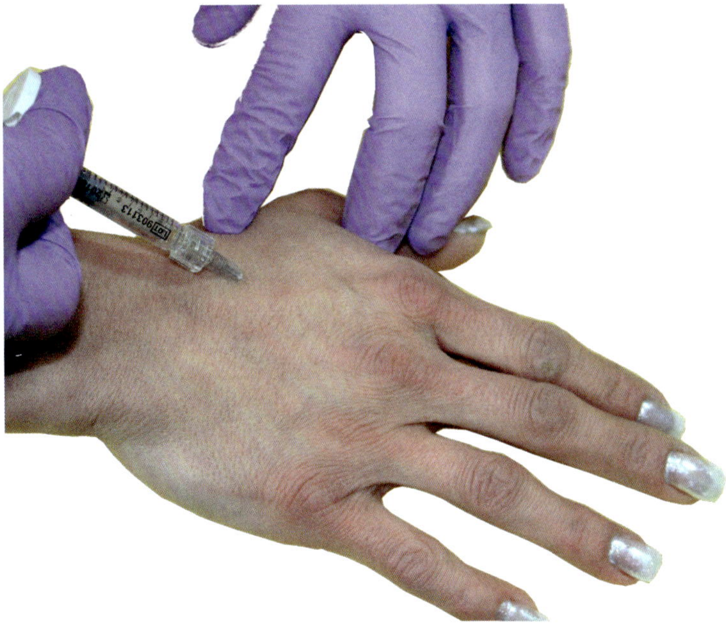

Bild 3:

Injizieren Sie

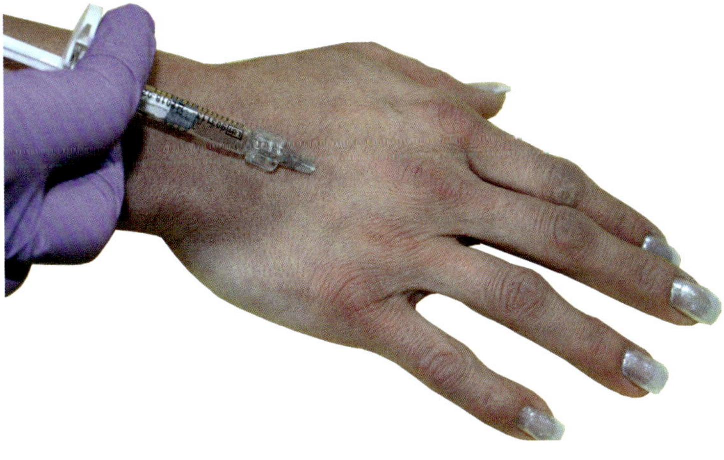

Augenbrauen

Die perfekte Augenbrauenform steigt erst um 2/3 an und fällt dann, kurz vor Augenende, um 1/3 ab. Die gesamte Länge hängt von der jeweiligen Gesichtsform und den Augen ab.

Folgende zwei Gesichtsmuskeln sind für die Augenbrauen wichtig

Der Augenbrauenheber (Musculus frontalis), auch Stirnmuskel oder Kopfhaubenmuskel genannt, liegt in ganzer Breite auf der Stirn bis hin zum Haaransatz.
Der Augenbrauenrunzler (Musculus corrugator supercilii) kann die gesichtsmittige Seite der Augenbrauen nach unten ziehen und sorgt so für das Stirnrunzeln.

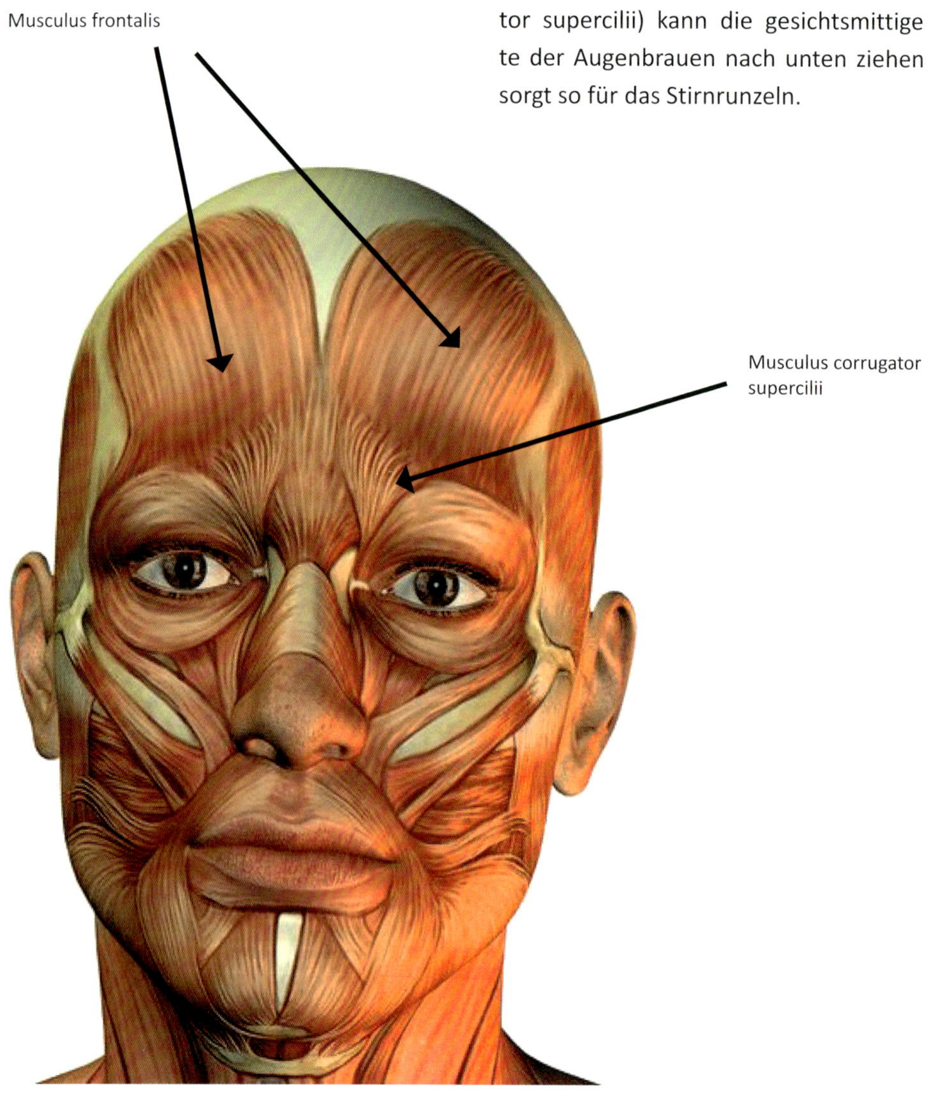

Augenbrauenanhebung

Für symmetrische oder asymmetrische Augenbrauen, die in ihrer Gesamtheit angehoben werden sollen.

Unterspritzungstechnik

- lineare Technik

Hautschicht & Hyaluronsäure

- Übergang Epidermis-Dermis
  → unvernetzte Hyaluronsäure
- mittlere Dermis
  → quervernetzte Hyaluronsäure

Vorgehen

Sind beide Augenbrauen symmetrisch und sollen als Gesamtbild angehoben werden, jeweils links und rechts oberhalb der Augenbraue eine Nadellänge 0,1 oder 0,2 ml ml Hyaluronsäure injizieren.
Sind beide Seiten asymmetrisch, nur die etwas herunter hängende Seite, wie zuvor beschrieben, korrigieren. Es kommt die unvernetzte Hyaluronsäure zum Einsatz.
Sollte der Patient in diesem Bereich über genügend Unterhautfettgewebe verfügen, kann auch die quervernetzte Hyaluronsäure verwendet werden.

Achtung: Sollten Gewebelöcher vorhanden sein, geht die Hyaluronsäure gern den Weg des geringsten Widerstandes und rutscht nach unten. In diesem Fall muss sie wieder nach oben gedrückt und mit einem Strip fixiert werden.

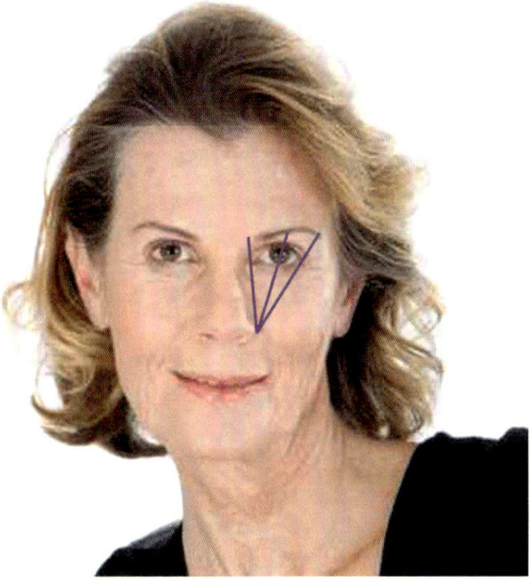

Tipps / Tricks & Sonstiges

Es sollte auf jeden Fall aspiriert werden.

Mittlerweile raten wir bei einer gewünschten Anhebung der Augenbrauen von der Unterspritzung mit Hyaluronsäure ab.

Mehr Erfolg haben wir bei dieser Indikation mit dem Fadenlifting.

Tränenrinne / Dunkle Augenringe

Im Laufe der Jahre bildet sich die sogenannte Tränenrinne (ausgehend vom inneren Augenwinkel nach unten/außen ziehend). Durch einen Verlust von Unterhautfettgewebe entsteht eine Vertiefung (tear trough). Wo ein Tal ist, da ist auch ein Berg. Und auf den Berg fällt das Licht und das Tal liegt im Schatten, was uns alt aussehen lässt. Licht und Schatten, der sogenannte Tyndall-Effekt.

Durch eine ungesunde Lebensweise und das zunehmende Alter bilden sich dunkle Augenringe, die bläulich aussehen, da die Blutgefäße durch die dünne Haut durchschimmern. Allerdings beobachten wir, dass auch bei jungen Leuten (ab 28 Jahre) die Blutgefäße derart durchschimmern und sie deshalb zur Unterspritzung in die Praxis kommen.

Aufgrund eines Nierenleidens oder auch hier als Folge des Alterungsprozesses entstehen zudem unter dem Auge kleine Fettansammlungen, die sogenannten Tränensäcke. Diese Tränensäcke lassen sich leider mit der Hyaluronsäure nicht wegspritzen, sondern müssen operativ entfernt werden.

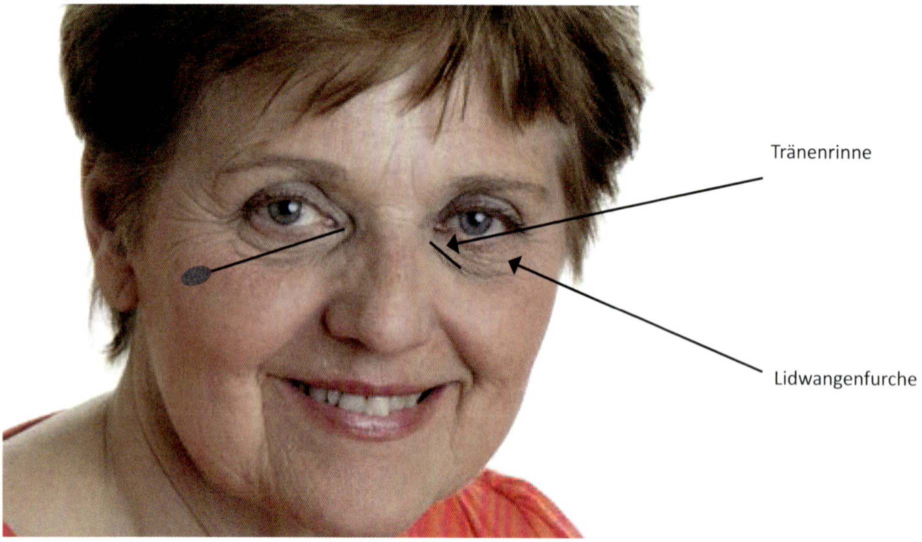

Tyndall-Effekt

Der **Tyndall-Effekt** beschreibt die Streuung von Licht an mikroskopisch kleinen Schwebeteilchen mit Abmessungen ähnlich der Lichtwellenlänge, die allgemein in einem „trüben Medium", besonders in einer Flüssigkeit oder einem Gas, suspendiert sind.

(Quelle:Wikipedia)

Snap-Test

Zur Überprüfung der Elastizität der Unterlider wird ein einfacher Test durchgeführt. Mit Daumen und Zeigefinger wird das Unterlid vom Augapfel weggezogen und losgelassen. Das Lid sollte schnell zurücksnappen (weniger als eine Sekunde). Ist dies der Fall, liegt eine gute Elastizität vor. Anderenfalls handelt es sich bereits um eine Elastose und die Augenrinne sollte nicht unterspritzt werden.

Licht und Schatten-Effekt

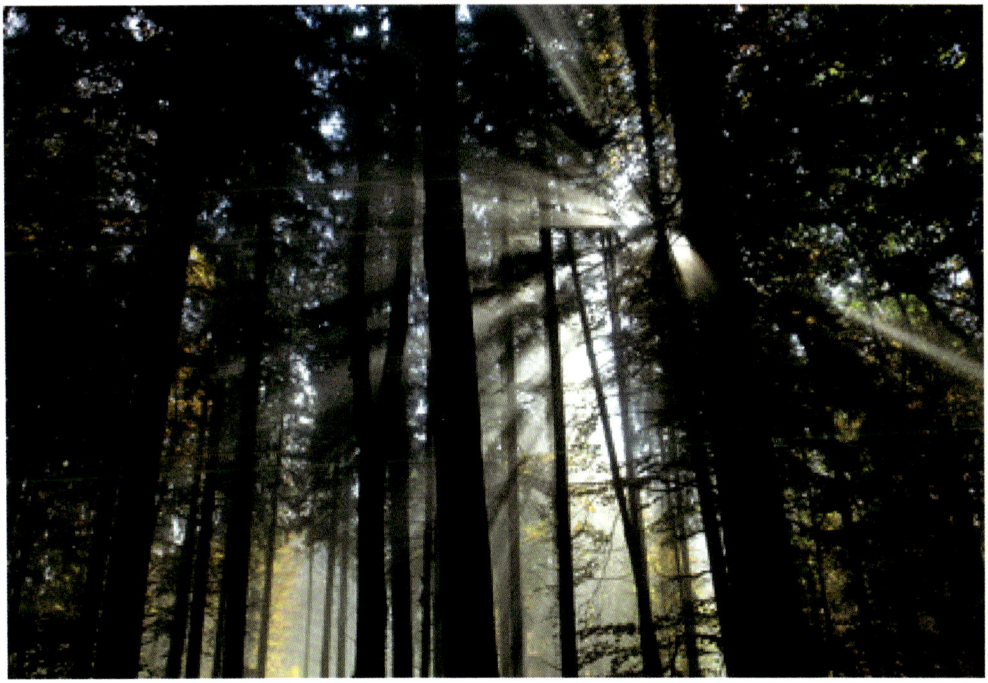

Augenringe / Schatten unter den Augen

Dunkle Augenschatten / Augenringe

Unterspritzungstechnik

- Punkttechnik

Hautschicht & Hyaluronsäure

- Übergang zwischen Epidermis & Dermis
  → unvernetzte Hyaluronsäure

Vorgehen

Mit gutem Erfolg ist es möglich, dunkle Augenringe aufzuhellen. Die unvernetzte Hyaluronsäure eignet sich besonders gut, schwarze Schatten unter den Augen aufzufrischen. Hierzu werden kleinste Mengen, 0,01 ml bis 0,02 ml Hyaluronsäure, mittels der Punkttechnik genau auf dem Orbitarand injiziert.

Sollte versehentlich mehr Material abgegeben und unterhalb des Randes injiziert werden, besteht die Gefahr, dass die Hyaluronsäure nach unten rutscht. Achtung: Sieht aus wie ein Tränensack.

Massieren Sie die behandelten Partien im Anschluss leicht, damit sich das Material besser ins Gewebe einpassen kann und eine Knötchenbildung vermieden wird.

Tränenrinne

Tiefe Tränenrinne.

Unterspritzungstechik

- lineare Methode, ausschließlich mit der stumpfen Kanüle

Hautschicht & Hyaluronsäure

- mittlere Dermis
  → quervernetzte Hyaluronsäure oder eine eigens für die Augenunterspritzung entwickelte Hyaluronsäure

Vorgehen

Zur Auffüllung der Tränenrinne bevorzugen wir eine mittlere Hyaluronsäurestärke. Da unter dem Auge sehr viele kleine Blutgefäße entlang laufen, ist es kaum möglich, eine Unterspritzung mit der spitzen Nadel vorzunehmen, ohne ein Blutgefäß zu treffen und eine Hämatombildung zu verursachen. Deshalb ist es hier ratsam, unbedingt mit der stumpfen Kanüle zu arbeiten. (Vorgehen s. dort)

Tipps / Tricks & Sonstiges

Nach der Unterspritzung unter dem Auge oder der Tränenrinne rufen die Patienten des Öfteren schon am nächsten Tag ganz aufgeregt in der Praxis an und beschweren sich dar-

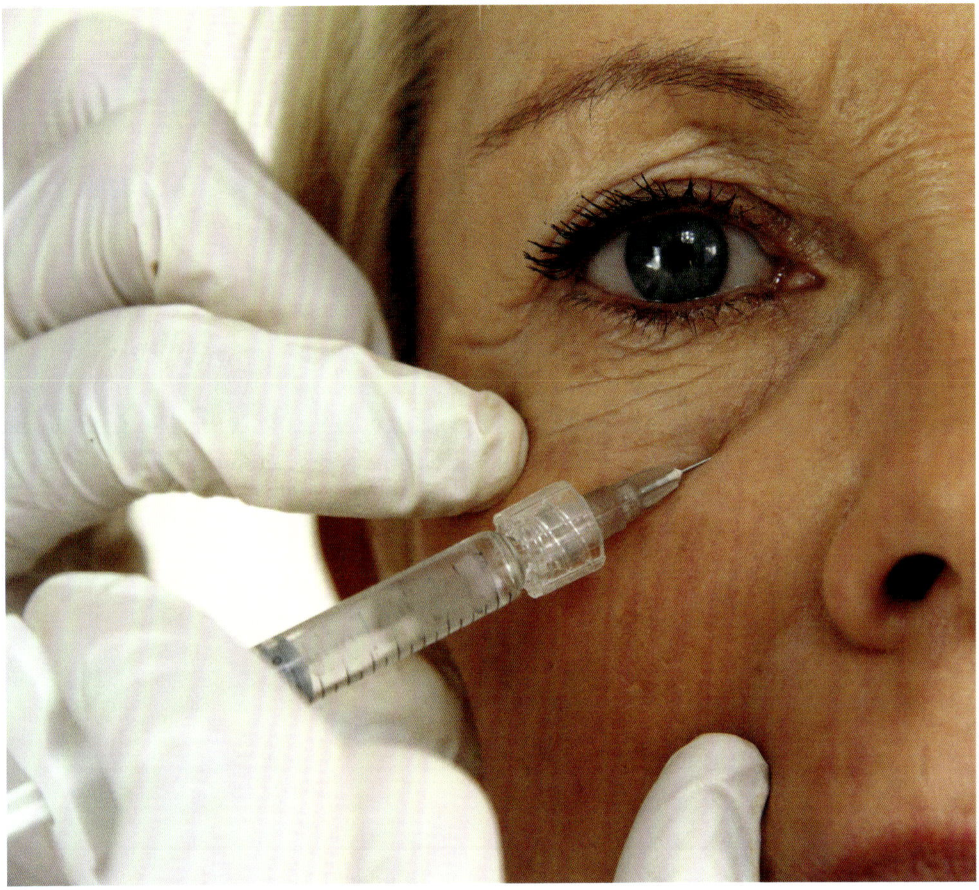

Tränenrinne

über, dass die unterspritzen Areale geschwollen sind. Was ist passiert? Die Hyaluronsäure besitzt die Fähigkeit, bis zu sechs Liter Wasser pro Gramm zu binden. Über Nacht befindet sich der Körper in einer waagerechten Position, so dass die Lymphflüssigkeit schlechter abfließen kann. Dies hat zur Folge, dass sich das von der Hyaluronsäure aufgenommene Wasser staut und es zu Schwellungen kommt. Ein sogenannter Lymphstau ist entstanden. Wir bitten den Patienten, viel zu trinken, damit die Lymphe unterstützt werden, im Laufe des Tages gut abfließen und sich die Schwellung zurückbilden kann. Zusätzlich geben wir den Patienten den Tipp, Solidago-Tropfen einzunehmen und/oder auf die betroffenen Stellen eine Lymphsalbe aufzutragen. Sollte sich die Schwellung innerhalb von 2 bis 3 Tagen nicht von alleine zurückbilden, empfiehlt es sich, eine physikalische Entstauungstherapie mittels einer maschinellen Lymphdrainage mit einem galvanischen Stromgerät durchzuführen.

Lippenrand

Betonung der Lippenkontur

Unterspritzungstechnik

- lineare Technik

Hautschicht & Hyaluronsäure

- mittlere Dermis
  → quervernetzte Hyaluronsäure oder eine eigens für die Lippen entwickelte Hyaluronsäure

Vorgehen

Zur Betonung der Lippenkontur wird die Hyaluronsäure mit der linearen Technik entlang des Lippenrandes (rot/weiß Grenze) injiziert.

Die Lippe etwas straffen oder zwischen Daumen und Zeigefinger nehmen.
In den Oberlippenrand pro Seite 2 Nadellängen á 0,1 oder 0,2 ml injizieren.
In den Unterlippenrand 3 Nadellängen á 0,1 oder 0,2 ml injizieren. Die Menge ist immer davon abhängig, welches Ergebnis der Patient sich wünscht.
Durch die Volumengebung in den Lippenrand straffen sich die perioralen Falten etwas mit.

Massieren Sie die behandelten Partien im Anschluss leicht, damit sich das Material besser ins Gewebe einpassen kann und eine Knötchenbildung vermieden wird.

Tipps / Tricks & Sonstiges

Die Unterlippe ist physiologisch immer größer als die Oberlippe.

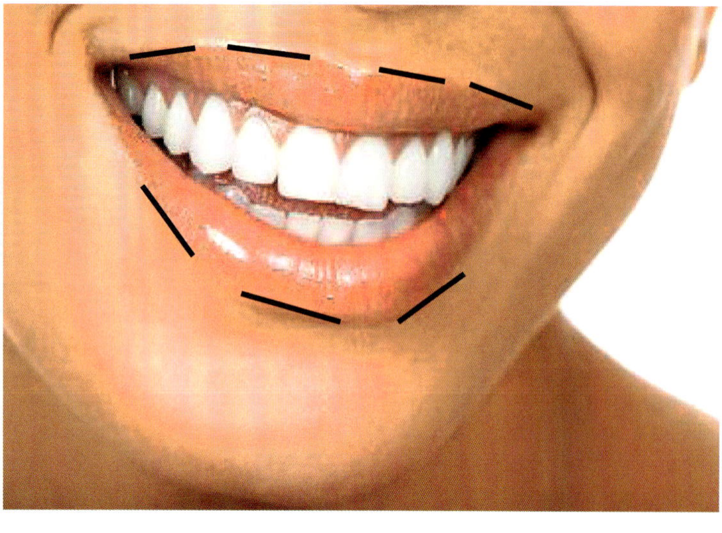

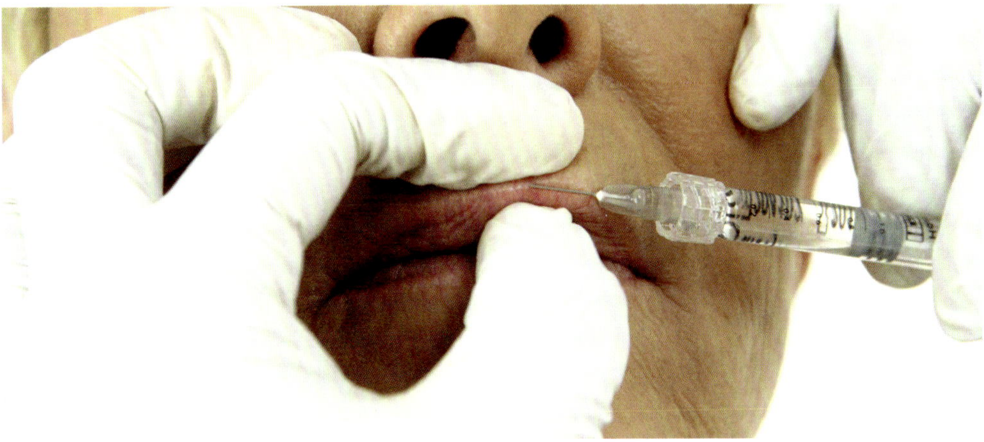

Anzeigen der Stichlänge Lippenrand oben & Handhaltung

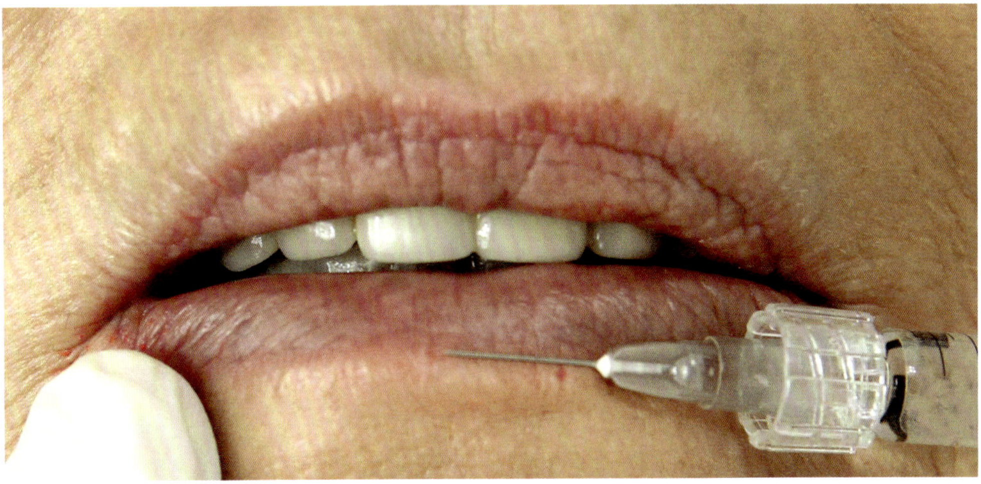

Anzeigen der zweiten Stichlänge Lippenrand unten

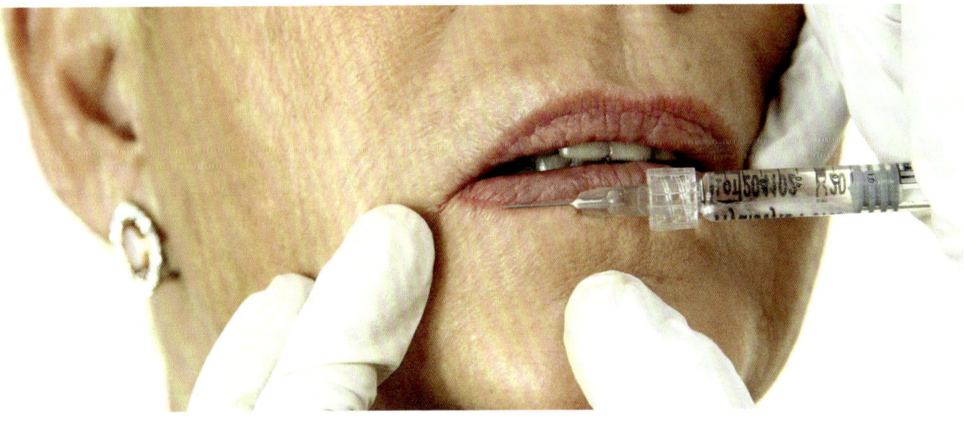

Anzeigen der dritten Stichlänge Lippenrand unten

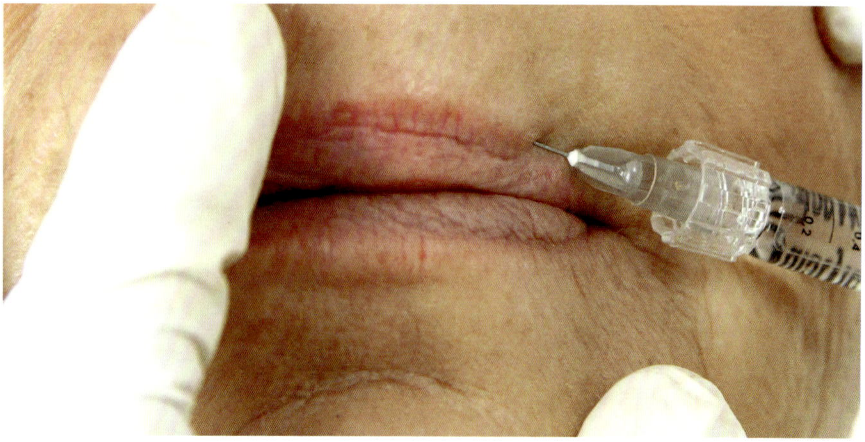

Stechen Lippenrand oben

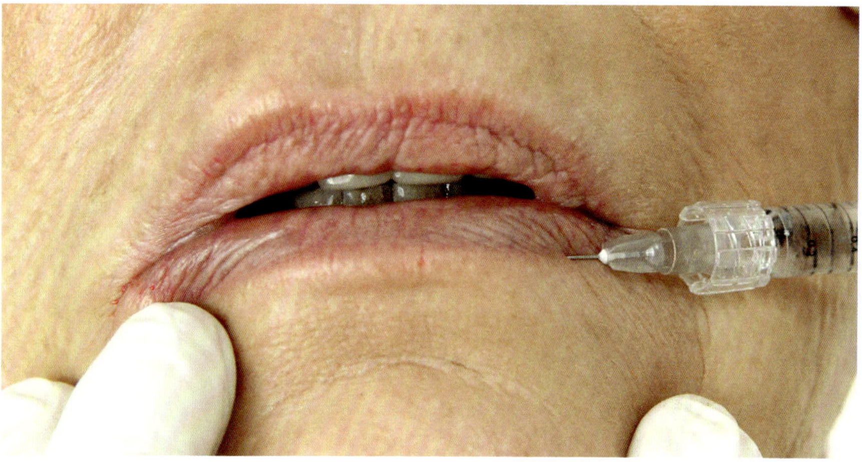

Stechen Lippenrand unten erste Länge

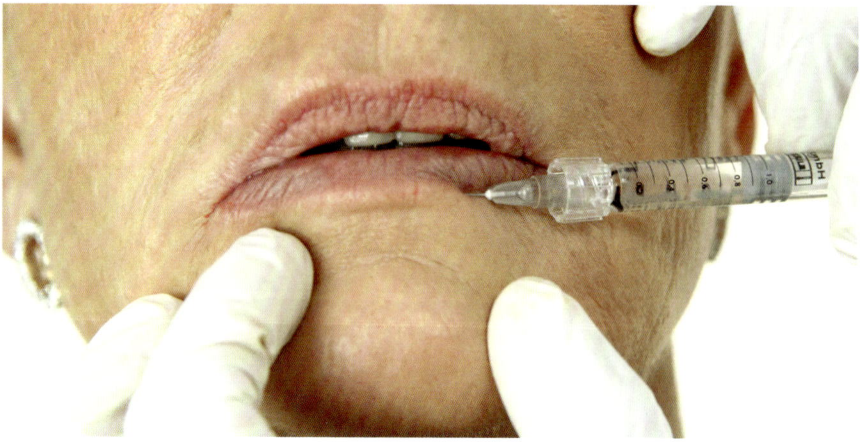

Stechen Lippenrand unten zweite Länge

Lippenvolumen I

Volumenaufbau der Lippen

Unterspritzungstechnik

- lineare Technik

Hautschicht & Hyaluronsäure

→ quer oder stark vernetzte Hyaluronsäure oder eine eigens für die Lippen entwickelte Hyaluronsäure

Vorgehen

Um ein möglichst natürlich aussehendes Ergebnis zu erzielen, empfehlen wir die Unterspritzungs-Methode wie unten auf dem Bild abgebildet. Damit die Lippen mehr Volumen erhalten, wird die Hyaluronsäure mittig ins Lippenrot injiziert. Entweder auf jeder Seite eine Nadel – oder zwei Nadellängen.

Pro Nadellänge 0,1 oder 0,2 ml, je nach gewünschtem Ergebnis, applizieren.

Im Einzelfall muss eine ungleich geformte Lippe korrigiert werden.

Zum Beispiel mit der ersten Nadellänge rechts 0,2 ml und mit der ersten Nadellänge links 0,3 ml Hyaluronsäure injizieren.

Massieren Sie die behandelten Partien im Anschluss leicht, damit sich das Material besser ins Gewebe einpassen kann und eine Knötchenbildung vermieden wird.

Tipps / Tricks & Sonstiges

Diese hier beschriebene Unterspritzungstechnik setzen wir vorwiegend in unserer Praxis ein, da es unser Ziel ist, schöne, natürlich aussehende Lippen zu zaubern. Zusätzlich haben wir den Effekt, dass sich die Hyaluronsäure bis in den Lippenrand hinein verteilt, was natürlich aussieht und zeigt, dass eine Unterspritzung des Lippenrandes nicht notwendig ist.

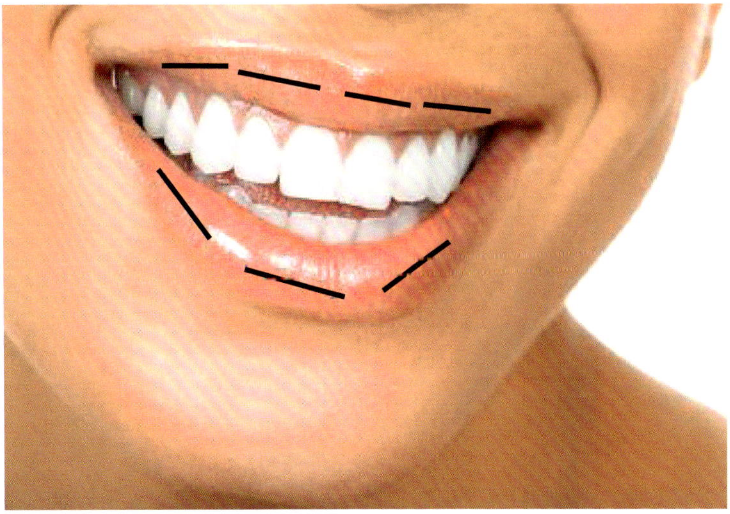

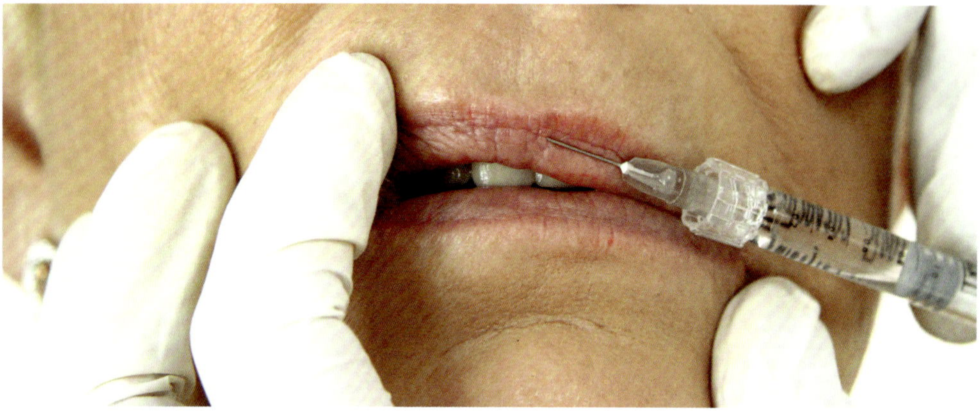

Anzeigen der ersten Länge im Lippenrot Oberlippe

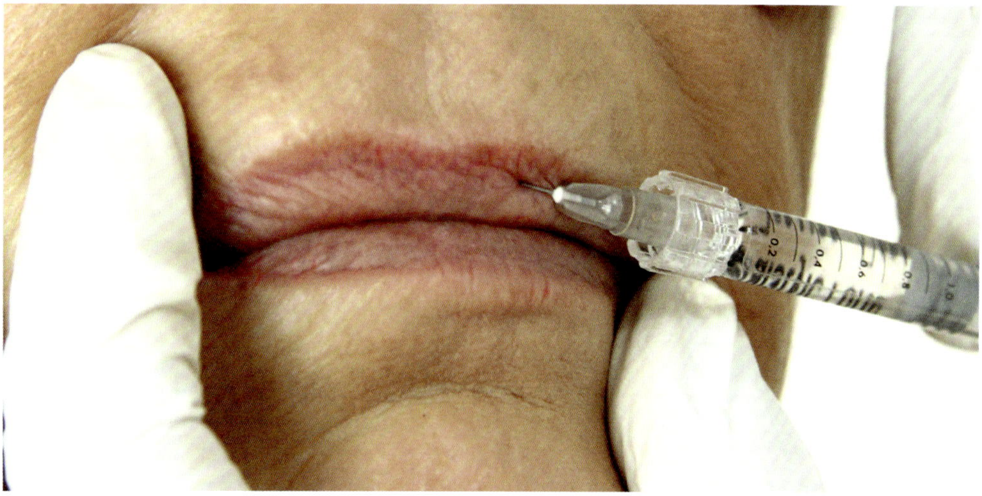

Stechen Lippenrot

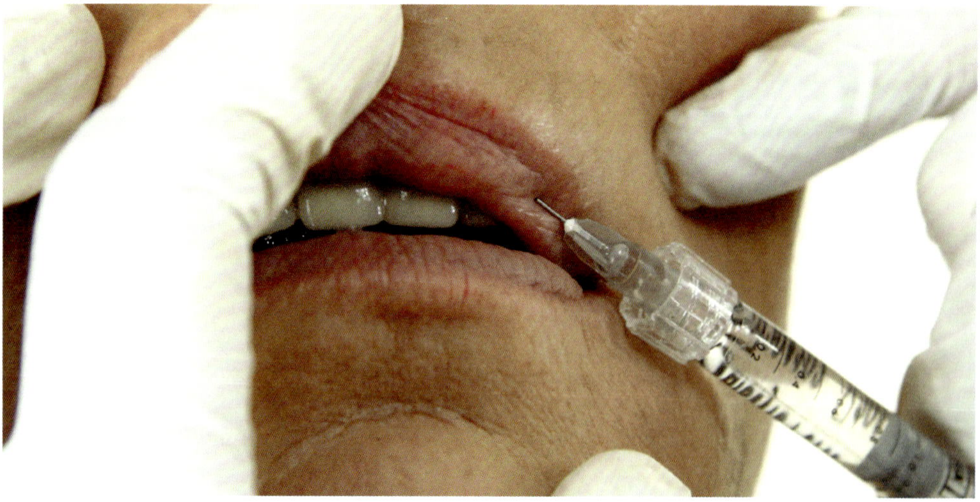

Stechen Lippenrot Oberlippe

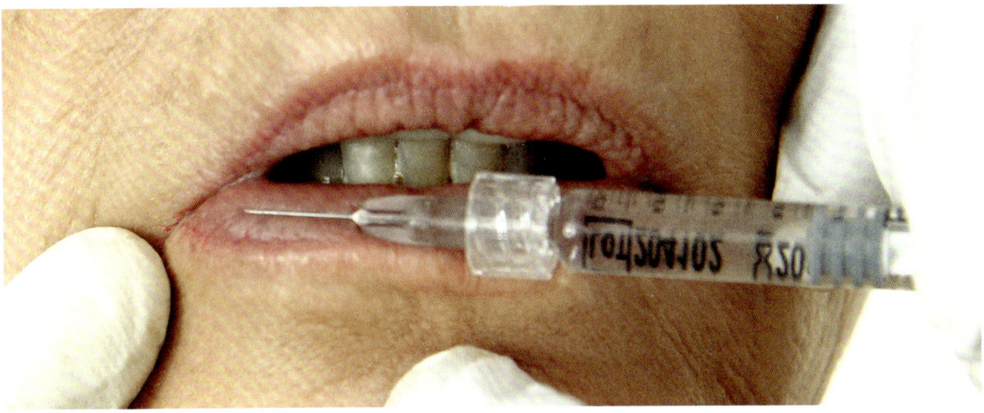

Anzeigen der ersten Länge im Lippenrot Unterlippe

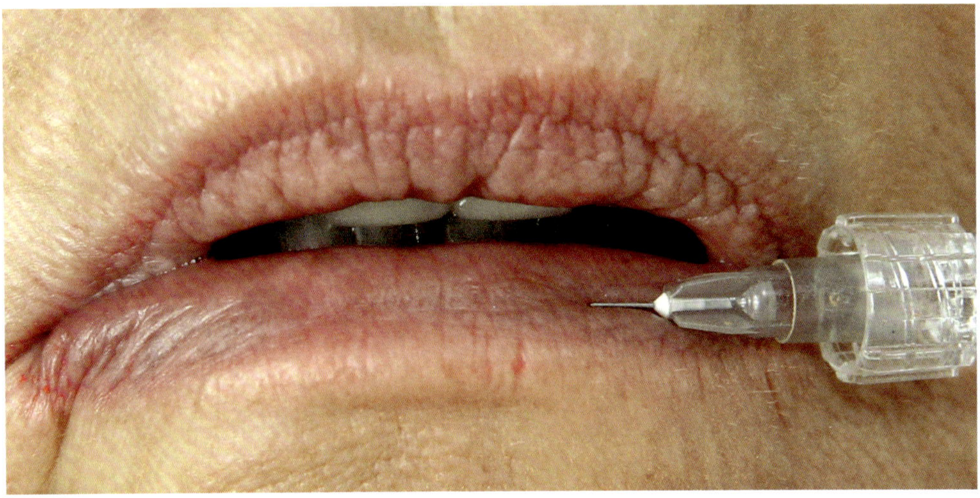

Stechen im Lippenrot

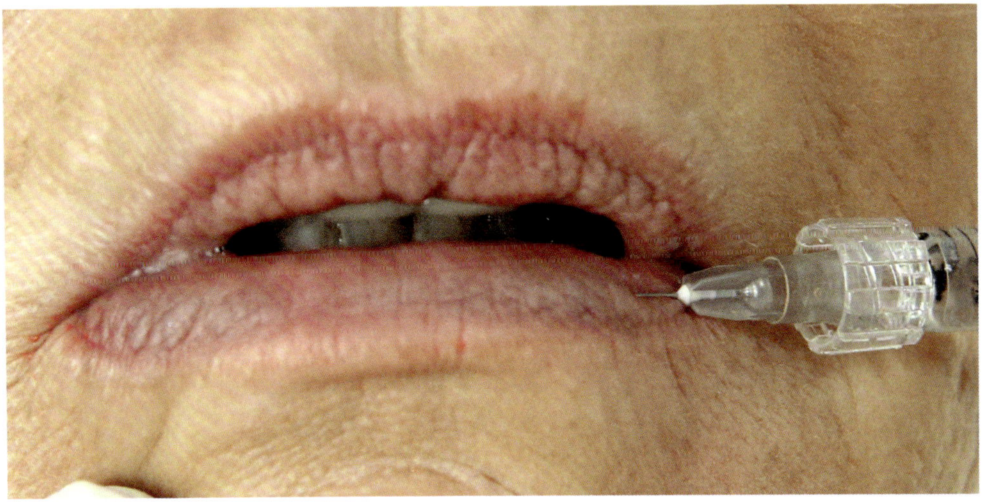

Stechen im Lippenrot Unterlippe dritte Länge

Lippenvolumen II

Volumenaufbau der Lippen – Methode II

Unterspritzungstechnik

- lineare Technik
- Depottechnik
- Punkttechnik

Hautschicht & Hyaluronsäure

→ quer oder stark vernetzte Hyaluronsäure oder eine eigens für die Lippen entwickelte Hyaluronsäure

Vorgehen

Wünscht die Patientin eine stärkere Betonung der vorderen Oberlippe und des Amorbogens, wird auf jeder Lippenseite, mittig ins Lippenrot, 0,2 ml injiziert.
Zusätzlich auf jeder Seite in die Spitze des Bogens ein kleines Depot von 0,05 ml setzen.
Abgerundet wird das Ganze, indem links und rechts das Philtrum mit je 0,1 ml Hyaluronsäure unterspritzt und so hervorgehoben wird.

Massieren Sie die behandelten Partien im Anschluss leicht, damit sich das Material besser ins Gewebe einpassen kann und eine Knötchenbildung vermieden wird.

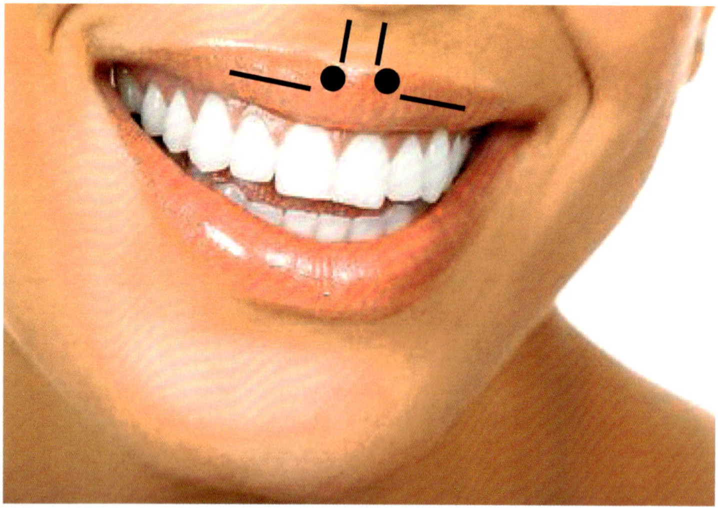

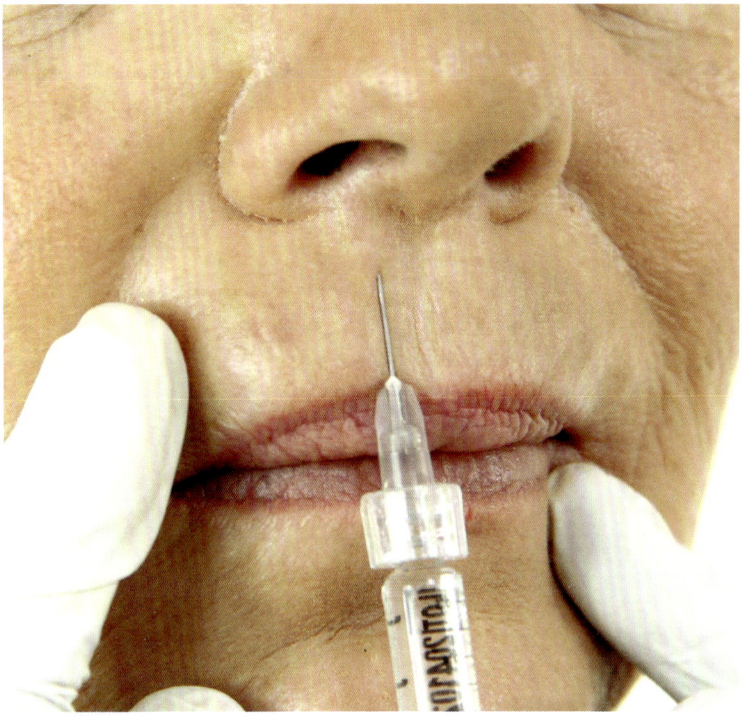

Anzeigen Philtrum rechts

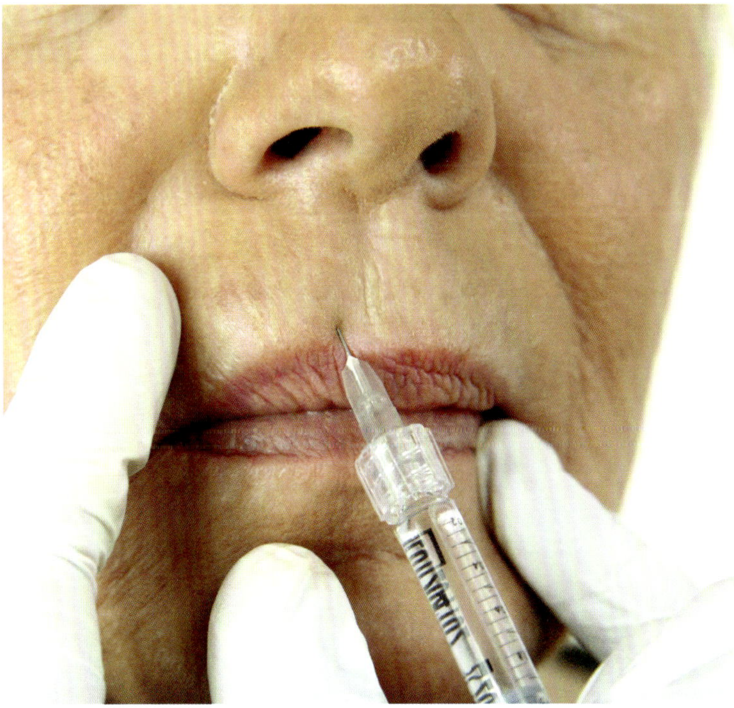

Stechen Philtrum rechts

Lippenvolumen III

Damit ein noch schöneres Ergebnis erreicht wird, empfehlen wir, zusätzlich etwas Hyaluronsäure in die Unterlippe zu applizieren. Dadurch wird eine bessere optische Angleichung an die Oberlippe erreicht. Beraten Sie Ihren Patienten dahingehend.

Unterspritzungstechnik

- lineare Technik
- Punkttechnik
- Depottechnik

Hautschicht & Hyaluronsäure

- mittlere Dermis
  → quer oder stak vernetzte Hyaluronsäure oder eine eigens für die Lippen entwickelte Hyaluronsäure.

Vorgehen

Die Unterlippe ist anatomisch immer etwas größer als die Oberlippe.
Leider ist es vielen jungen Frauen wichtig, eine größere Oberlippe zu haben. Deshalb beraten Sie Ihren Patienten dahingehend, dass zumindest mittig der Unterlippe eine Nadellänge von 0,1 ml injiziert werden sollte.

Massieren Sie die behandelten Partien im Anschluss leicht, damit sich das Material besser ins Gewebe einpassen kann und eine Knötchenbildung vermieden wird.

Tipp / Tricks & Sonstiges

Die Lippenaufspritzung führen wir in unserer Praxis nur noch mit dem DermiStyler Autoinjectsystem durch. Eine genaue Dosierung und gleichmäßige Abgabe des Materials ist bei der Lippenunterspritzung überaus wichtig.

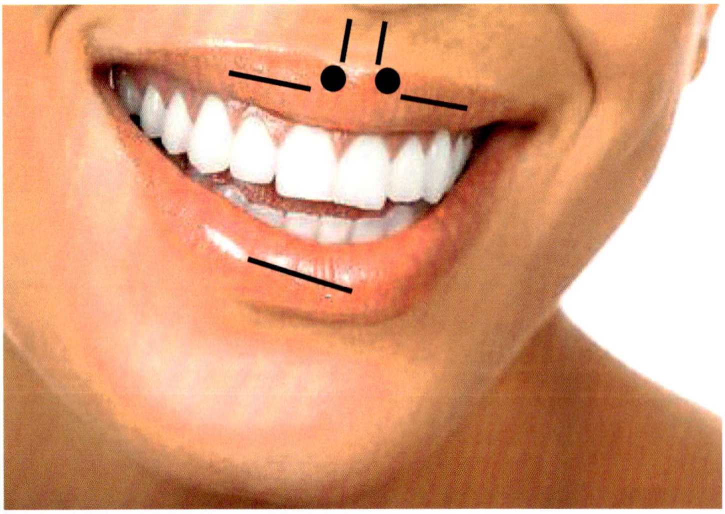

Volumenaufbau der Nase

Vertiefungen und Unebenheiten der Nase

Unterspritzungstechnik

- lineare Technik
- Punkttechnik

Hautschicht & Hyaluronsäure

- mittlere Dermis
  → quervernetzte Hyaluronsäure

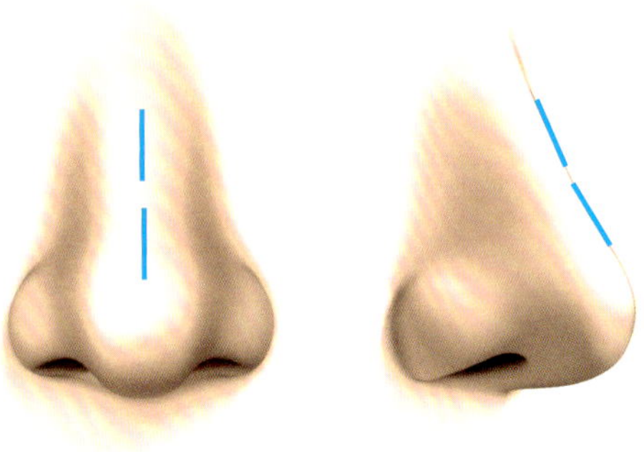

Vorgehen

Die Haut über dem Nasenrücken etwas anheben. Dann die Nadel von unten noch oben oder von oben nach unten einstechen und beim Zurückziehen der Nadel die Hyaluronsäure injizieren. Von welcher Richtung aus Sie einstechen, hängt davon ab, wie die Nadel sich am Besten platzieren lässt.
Mit dieser Methode lässt sich der Nasenrücken begradigen. Injektionsmenge 0,1 bis 0,5 ml, je nachdem welcher Korrekturgrad erreicht werden soll.: Kleinere Dellen im Nasenprofil lassen sich gut mit der Punkttechnik ausgleichen.
In unserer Praxis haben wir schon etliche Nasenkorrekturen mit Erfolg und mit großer Zufriedenheit der Patientinnen durchgeführt.

Die Patientinnen berichteten uns von einer Haltbarkeit der Unterspritzung von bis zu acht Monaten.

Alternativ: Fadenlifting

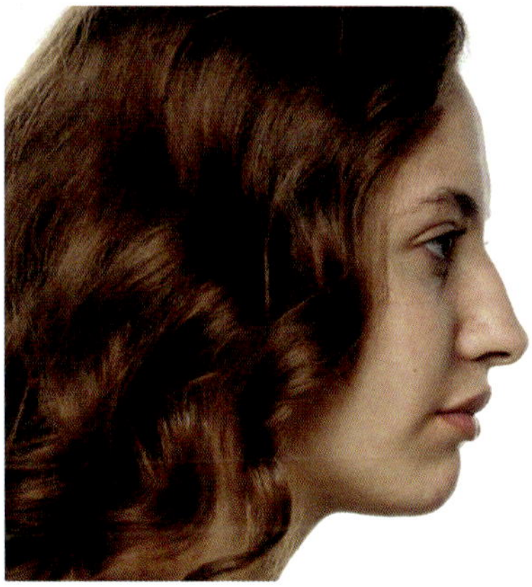

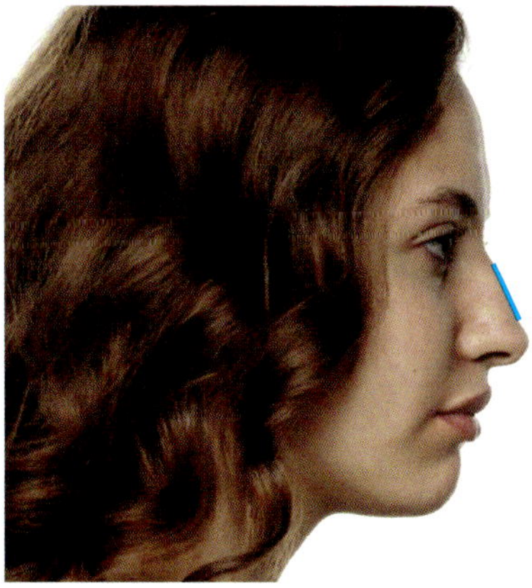

Nasenquerfalte

Die Querfalten bilden sich auf der Nase zwischen den Augen.

Unterspritzungstechnik

- lineare Technik

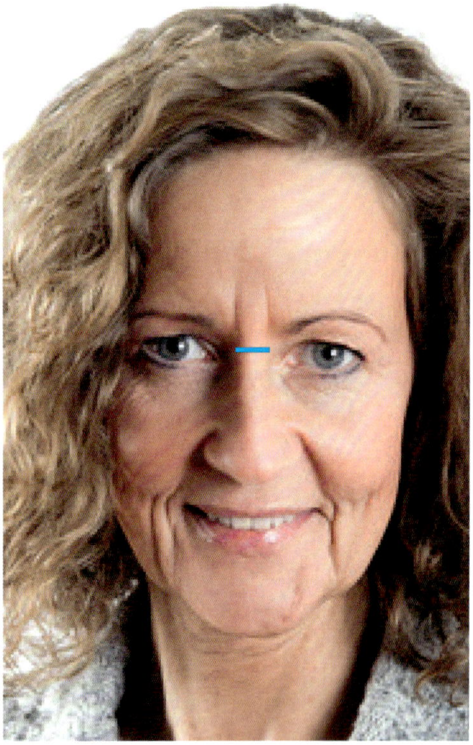

Hautschicht & Hyaluronsäure

- mittlere Dermis
  → quervernetzte Hyaluronsäure

Vorgehen

Die Querfalte über der Nase wird mit der linearen Technik einmal von rechts und einmal von links unterspritzt.

Wichtig: Darauf achten, dass das Material anschließend nach oben zur Nasenmitte gedrückt wird.

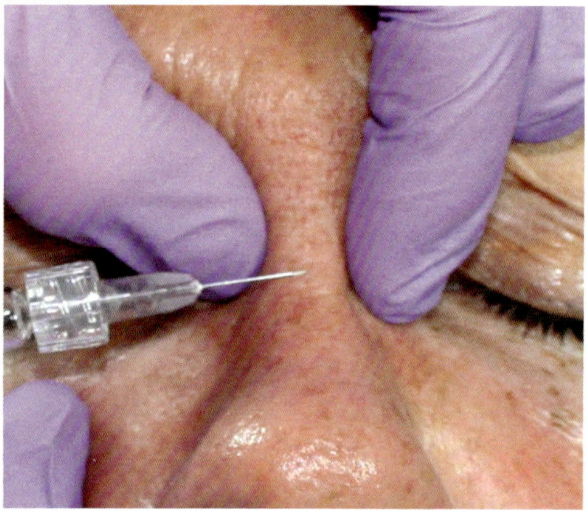

Eventuell mit einem Pflaster fixieren.
Injektionsmenge pro Seite 0,05 bis 0,1 ml.

Ohrfalten

Indikation: Störende Ohrfalten

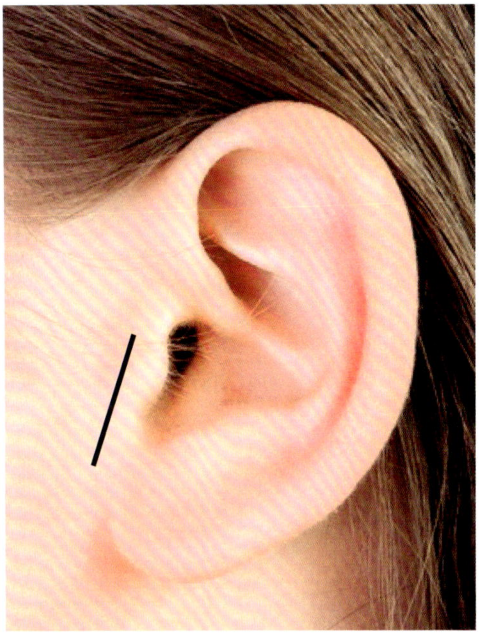

Unterspritzungstechnik

- lineare Technik

Hautschicht & Hyaluronsäure

- mittlere Dermis
  → quervernetzte Hyaluronsäure

Vorgehen

Ohrfalten mit der linearen Technik unterspritzen. Injektionsmenge 0,1 bis 0,2 ml – je nach Tiefe der Falte.

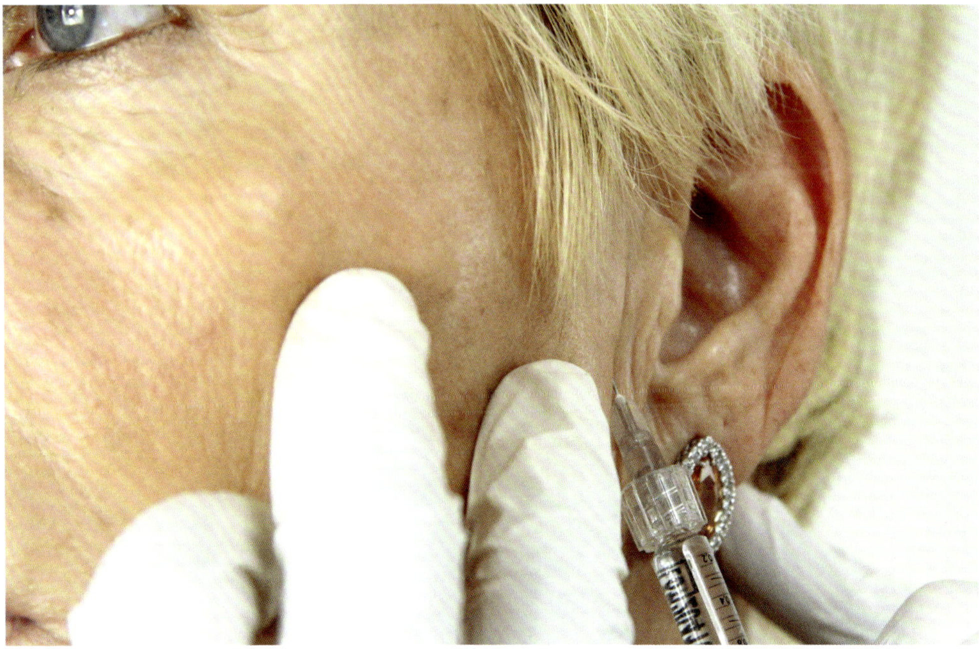

Ohrstraffung

Indikation: Ein erschlafftes Ohr - hängendes Ohrläppchen.

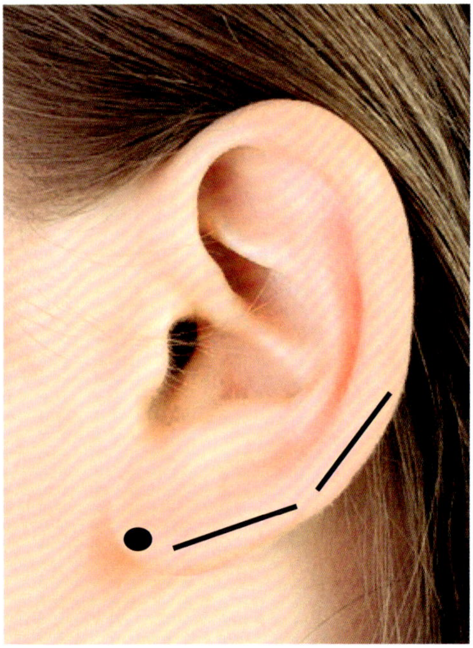

Unterspritzungstechnik

– lineare Technik

Hautschicht & Hyaluronsäure

– Übergang Epidermis zu Dermis
  → unvernetzte Hyaluronsäure

Vorgehen

Zur Anhebung und Straffung des gesamten Ohres wird genau in die Spitze des Ohrläppchens ein Depot von 0,1 bis 0,4 ml gesetzt.
Dazu wird die Nadel senkrecht in das Ohrläppchen eingestochen und etwa zur Hälfte versenkt.
Eine weitere Möglichkeit der Ohrstraffung, Anhebung und Verjüngung bietet die lineare Injektionstechnik entlang der Helix (wulstige Umrandung der Ohrmuschel).
Injektionsmenge ist dort pro Nadellänge etwa 0,1 bis 0,2 ml.

Oberarmstraffung

Die Oberarmstraffung eignet sich besonders für Frauen, die ihr Gewicht reduziert und dadurch knittrige, schlaffe Oberarme bekommen haben.

Unterspritzungstechnik

– lineare Technik

Hautschicht & Hyaluronsäure

– Übergang Epidermis-Dermis
  → unvernetzte Hyaluronsäure

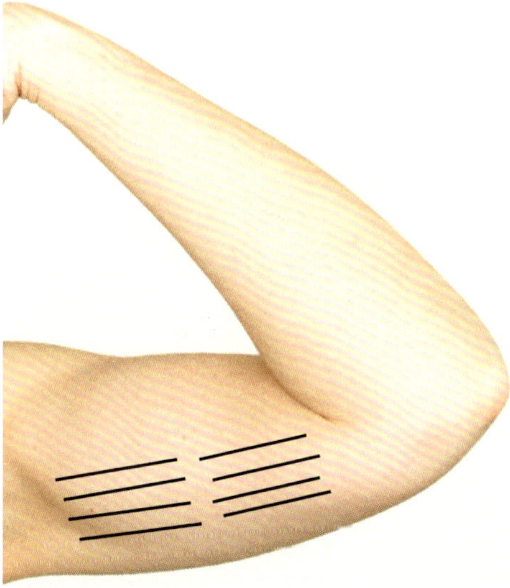

Vorgehen

Eine unvernetzte Hyaluronsäure mit der linearen Technik genau dort applizieren, wo bei der Patientin die „Verknitterungen" sichtbar sind. Pro Nadellänge werden 0,1 bis 0,2 ml injiziert. Pro Arm sollte mindestens eine 1 ml Ampulle benutzt werden.
Auch können mit dieser Unterspritzungstechnik die sogenannten „Winkeärmchen" etwas abgemildert werden. Dazu würde man jedoch einige Sitzungen und etliche Ampullen Hyaluronsäure benötigen.

Tipps / Tricks & Sonstiges

Grundsätzlich empfehlen wir für diese Indikation das Fadenlifting, das einen viel besseren Straffungseffekt bringt und länger hält.

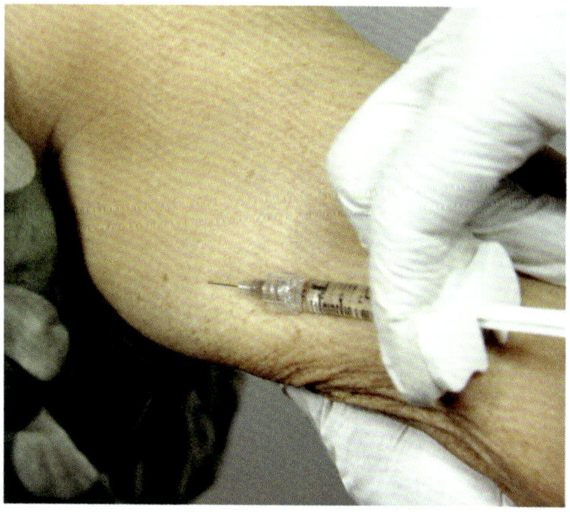

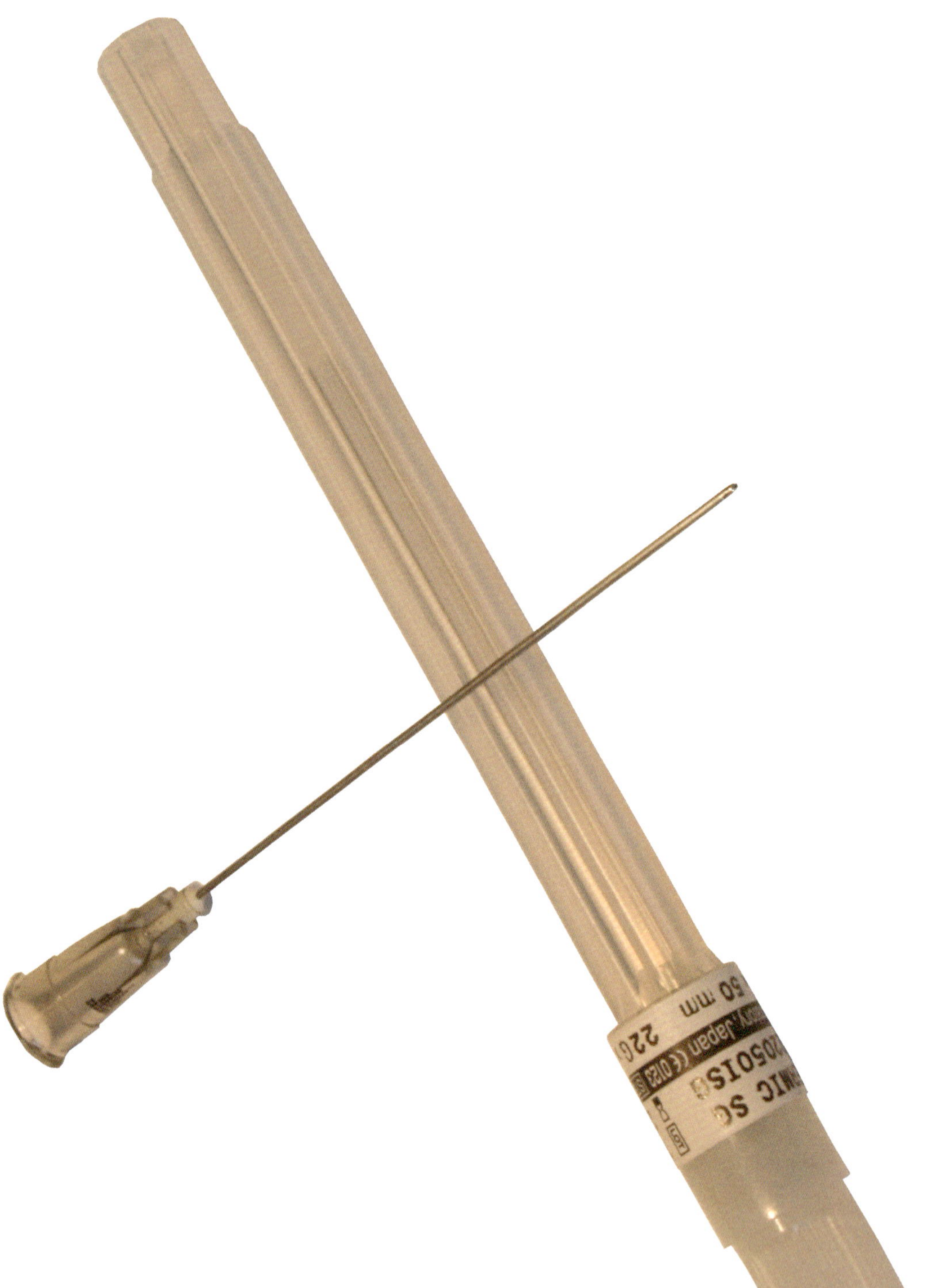

Stumpfe Kanüle

Arbeiten mit der stumpfen Kanüle

Wenn wir uns dazu entschieden haben, mit der stumpfen Kanüle zu arbeiten, müssen wir zuerst mit einer herkömmlichen spitzen Nadel vorstechen und eine Eintrittsöffnung in die Haut schaffen.
Beim Vorstechen sollte die spitze Kanüle langsam und vorsichtig in die Richtung eingestochen werden, in die auch die stumpfe Kanüle vorgeschoben werden soll.
Die Nadel ca. 2 Minuten stecken lassen, damit sich die Eintrittsöffnung nicht sofort wieder schließt, wenn wir die Nadel herausziehen. Nach diesen zwei Minuten kann die spitze Nadel herausgezogen werden.

In diese Öffnung wird dann die flexible, stumpfe Kanüle in die richtige Gewebeschicht eingeschoben.
Beim Kauf von stumpfen Kanülen ist in der Packung immer eine spitze Nadel, die 1 G größer ist, enthalten.
Empfehlenswert ist es jedoch, mit einer 21 G Nadel vorzustechen, was das Einfädeln der stumpfen Kanüle sehr erleichtert.

Die Spritze sollte zuerst wie ein Dartpfeil gehalten werden. So erleichtern Sie sich das Einfädeln der stumpfen Kanüle in die richtige Gewebeschicht. Danach können Sie wieder umgreifen und die normale Spritzenhaltung einnehmen.
Achtung: Vergessen sie bitte nicht, die Kanüle zu entlüften.

Die Kanüle passt sich dabei den anatomischen Gegebenheiten an. Langsam bis zur gewünschten Stelle vorfädeln.
Stößt die Kanüle vor ein Blutgefäß, empfindet der Patient dies als schmerzhaft und wir müssen versuchen, um das Blutgefäß herum zu fädeln.

Beim Zurückziehen der Kanüle die gewünschte Menge des Materials injizieren.

Haben Sie z.B. die Tränenrinne unterspritzt und möchten noch die Lidwangenfurche unterspritzen, dann ziehen Sie die Kanüle bitte nicht ganz raus, sondern drehen Sie sie in die gewünschte andere Richtung.
Haben Sie mit einer 21 G-Nadel vorgestochen, ist es möglich, die Kanüle rauszuziehen und in einem anderen Winkel wieder einzustechen.
Die Eintrittsöffnung ist groß genug und wird sich so schnell nicht schließen.

Tipp

Messen Sie vorher die Strecke, die unterspritzt werden soll, ab. Halten Sie z.B. die (noch verschlossene) stumpfe Kanüle über die Tränenrinne und zeichnen mit einem weißen Kajalstift die Strecke an. So finden Sie Ihre optimale Einstichstelle.

Ablauf

- Lidocain Quaddel setzen
- Eintrittsöffnung mit der spitzen Nadel erzeugen

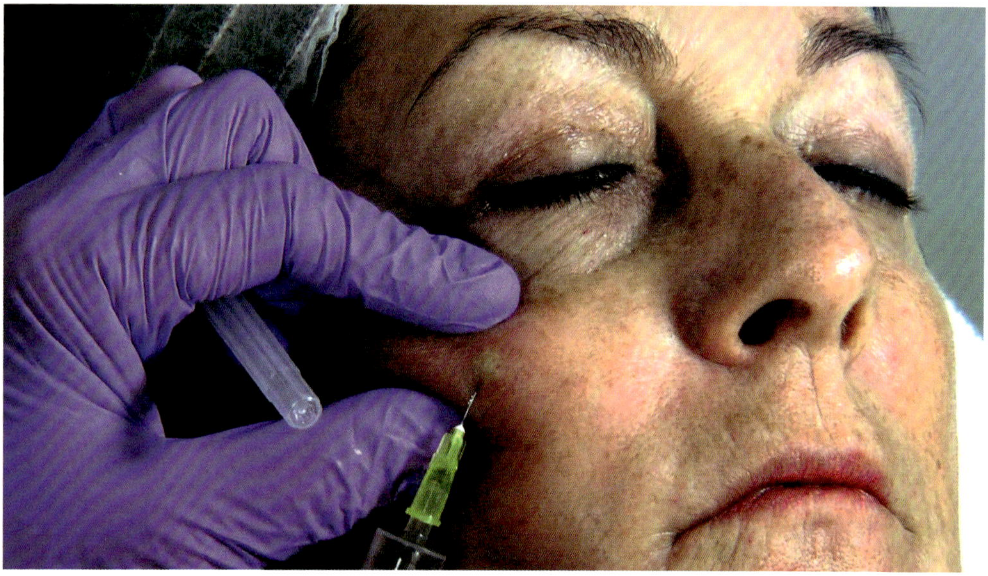

- 1 bis 2 Minuten abwarten
- spitze Nadel herausziehen

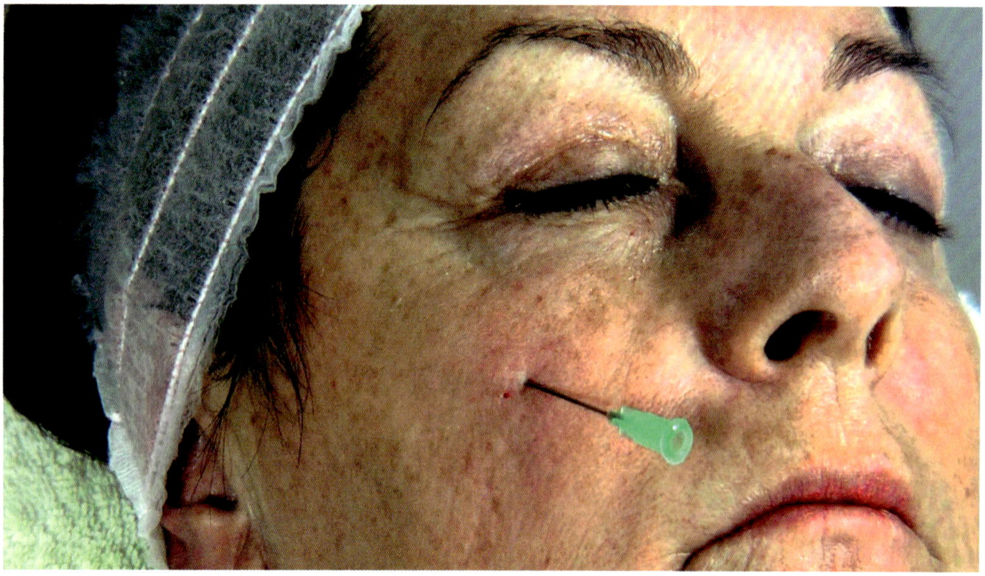

– stumpfe Kanüle durch die Eintrittsöffnung einfädeln

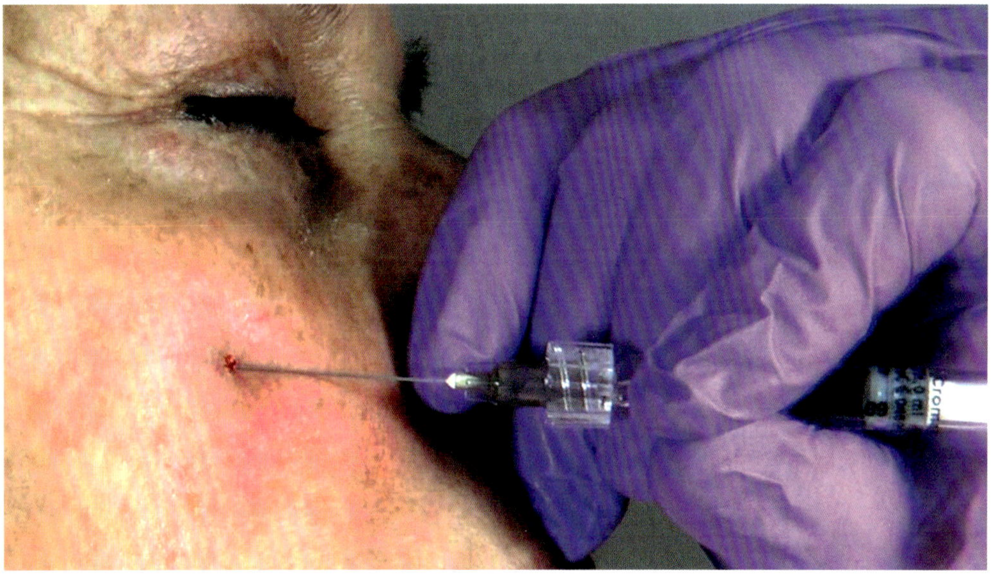

6

Ergänzende Behandlungsmethoden

Fadenliftig

Galvanischer Strom

Microneedling

Ultraschall

PRP

Fadenlifting

Seit Jahrtausenden gilt Nofretete als das Schönheitsideal, dem noch heute nachgeeifert wird.

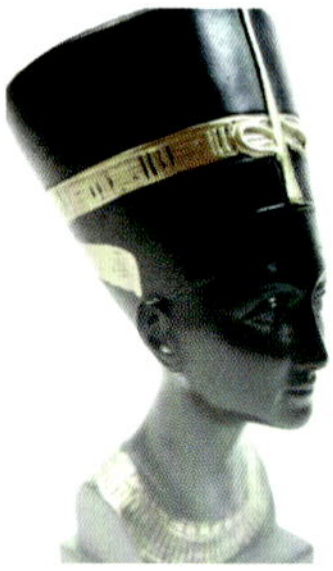

- klare, ebenmäßige Konturen
- schmales Gesicht
- gerade schmale Nase
- volle geschwungene Lippen
- weiter Augenabstand
- dunkle schmale Augenbrauen
- viele lange, dunkle Wimpern
- hohe Wangenknochen

In ägyptischen Gräbern wurden u.a. Goldfäden gefunden, was bestätigt, dass man sich bereits damals Fäden unter die Haut gezogen hat, um jünger auszusehen.

Wir jedoch arbeiten mit biologisch abbaubaren Fäden aus Polydioxanone, die zwei Effekte miteinander kombinieren.
Der sofort sichtbaren Straffung des Behandlungsareals folgt eine Reaktivierung - die sogenannte Biostimulation - des Bindegewebes, so dass die Haut zusätzlich an Festigkeit gewinnt.
Durch eine gezielte Faltenbehandlung mit den Fäden kann somit eine sofortige, natürlich wirkende und lang anhaltende Hautstraffung erreicht werden.

Bei den verwendeten Fäden handelt es sich um resorbierbare Fäden aus Polydioxanone (PDO), wie sie schon seit Jahrzenten in der Chirurgie eingesetzt werden.

Die Fäden besitzen unterschiedliche Strukturen. Sie sind glatt, spiralförmig oder mit mikroskopisch kleinen Haken versetzt.
Diese speziellen Fäden werden in die mittlere Dermis oder ins Unterhautfettgewebe appliziert. Dadurch wird die Haut angeregt, neue Kollagenfasern zu bilden, was zur Folge hat, dass sich das Volumen der Haut erhöht. Das Gewebe wird straffer. Kleine Falten verschwinden. Die Fäden lösen sich nach 4-6 Monaten vollständig auf und werden vom Körper in die Grundbausteine Wasser und Kohlendioxid zerlegt.
Das Fadenlifting lässt sich gut mit anderen ästhetischen Behandlungen kombinieren, wie z.B. Faltenunterspritzung mit Hyaluronsäure, PRP (auch bekannt als Vampir-Lifting) oder der Mesotherapie.
In unserer Praxis und in unserem Ausbildungszentrum arbeiten wir mit den Fäden der Firma W+O.

www.fadenlifting-seminare.de

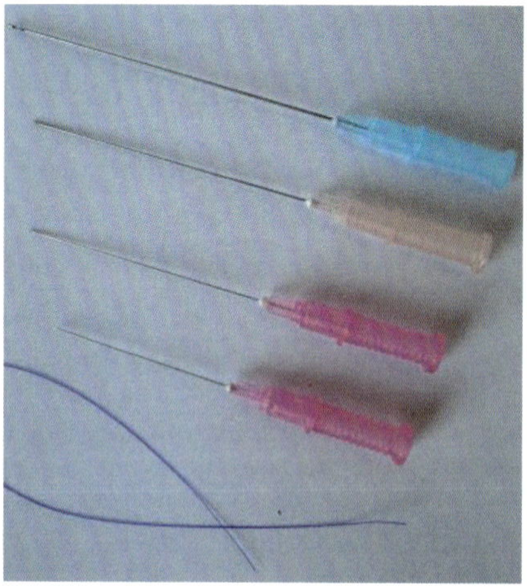

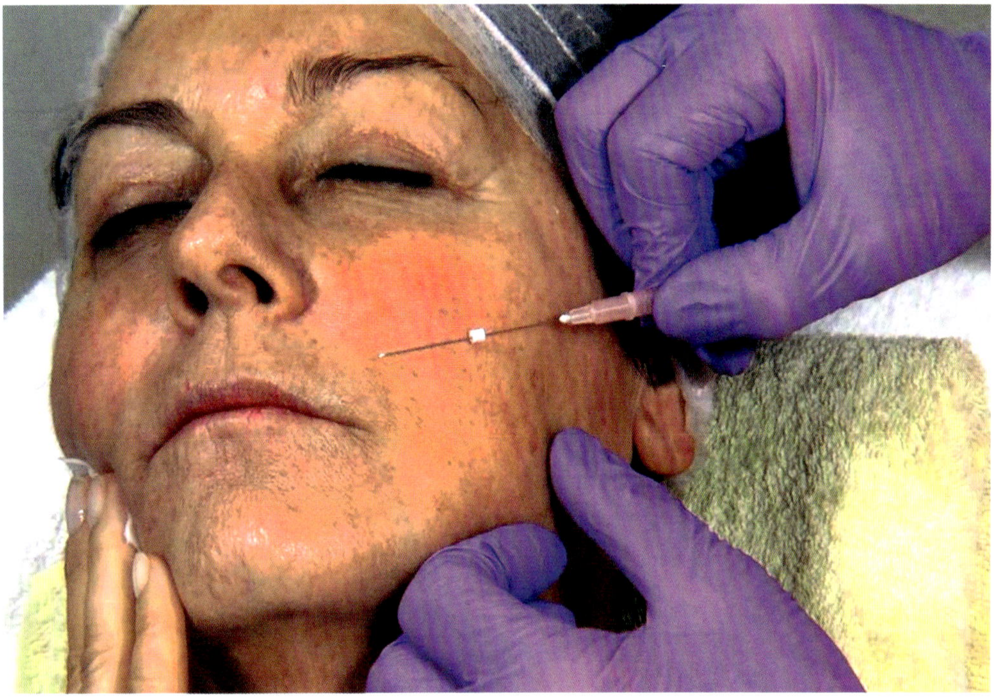

Anzeigen des Bereichs, in den der Faden gelegt werden soll

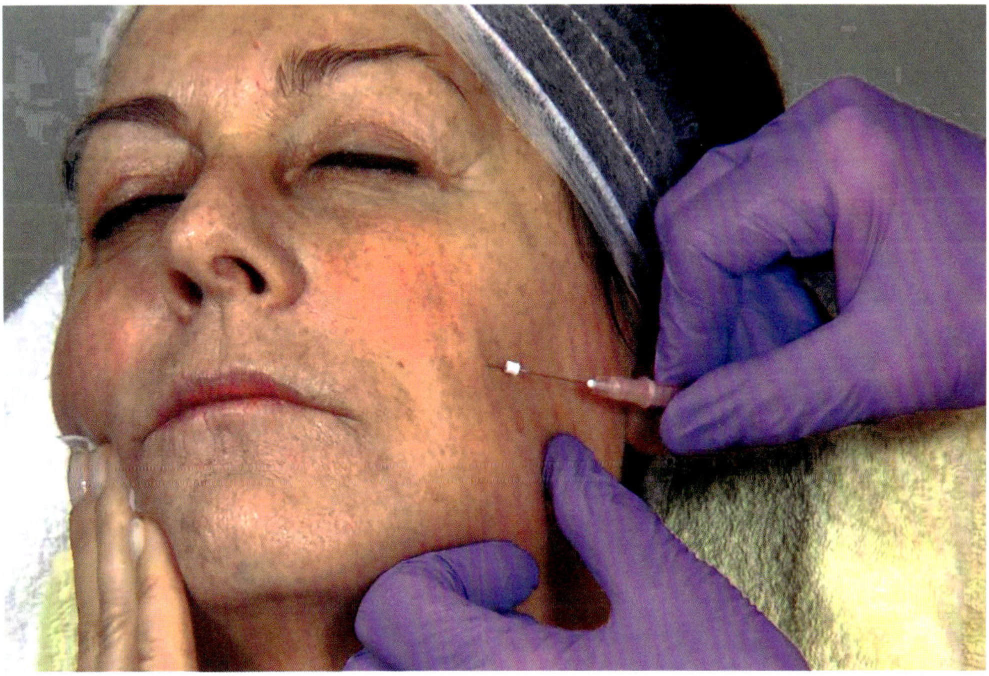

Nadel und Faden an die richtige Stelle legen

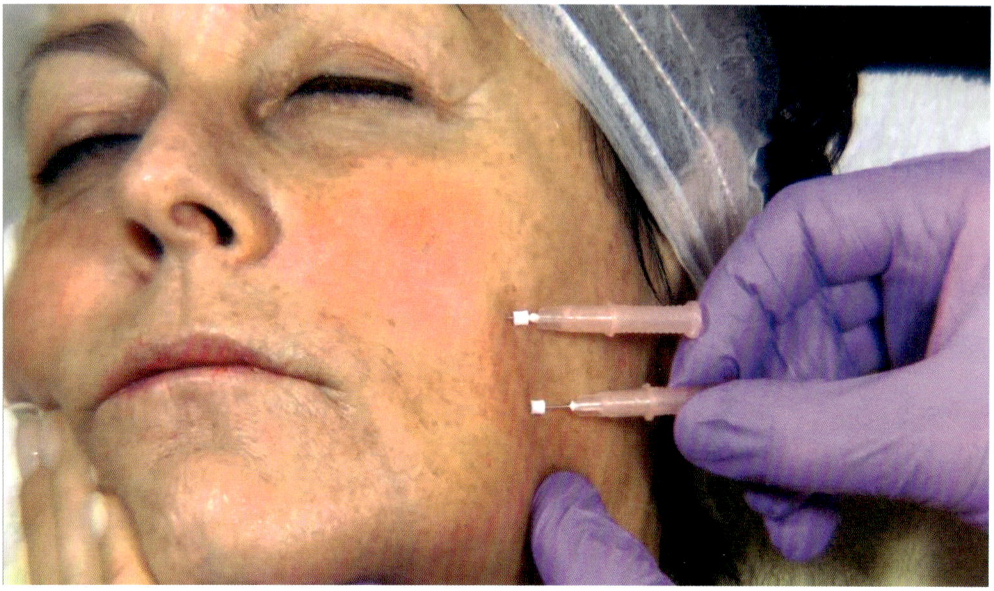

Legen eines zweiten Fadens

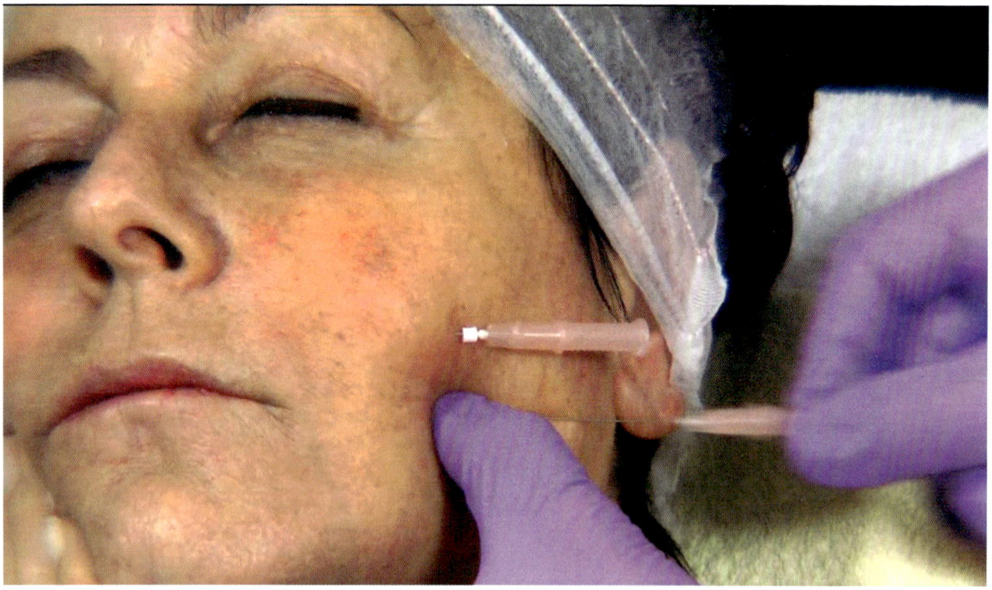

Nadel langsam wieder herausziehen. Der Faden bleibt unter der Haut.

Galvanischer Strom

Der Name geht auf den italienischen Arzt Luigi Galvani zurück. Er entdeckte, dass ein mit Instrumenten aus verschiedenartigen Metallen berührter Froschschenkel-Nerv Muskelzuckungen auslöst, da das so gebildete Redox-System als galvanisches Element Spannung aufbaut, so dass Strom fließt.
Luigi Galvani entdeckte bereits 1791 die galvanischen Ströme als sog. Heilströme und setzte sie zu gesundheitsfördernden Zwecken ein, um Patienten damit zu behandeln.

Heutzutage wurde altes Wissen neu entdeckt und so wird der Galvanische Strom in der Kosmetik eingesetzt, um den Transport von wirkungsvollen Inhaltsstoffen in die Haut einzubringen. Die Haut wird in der Tiefe gereinigt, entgiftet und danach werden die Wirkstoffe in die Haut transportiert. Die Zellenergie wird stimuliert und der Zellstoffwechsel angeregt.

Was sind galvanische Ströme?

Man versteht darunter einen Gleichstrom ohne Frequenzen. Der Strom fließt immer in eine Richtung. Wichtig zu wissen ist, dass die galvanische Therapie eine Polwirkung hat. Der Minuspool regt an, während der Pluspol beruhigt.

Wie wirkt die Therapie mit galvanischem Strom?

Auf rein positive Art und Weise werden die Zellen und das Immunsystem, ohne Nebenwirkungen, aktiviert. Es ist eine aufbauende Therapie und hat für die Selbstheilungskräfte des Körpers und bei Wundheilungsvorgängen eine anregende Wirkung.
Es wird eine Harmonisierung des Organismus, eine Normalisierung der Funktion des Nervensystems und eine Erweiterung der Gefäße erreicht. Die Produktion von Hormonen und anderen lebenswichtigen Stoffen, die der Körper selbst produziert, wird angeregt. Der Ionenfluß, der im Körper bis in die Zellen harmonisierend wirkt, ist wesentlich daran beteiligt. Schmerzen z.B. lösen sich im Rahmen der beginnenden Heilung auf.
Die Therapie lässt sich problemlos vom Patienten selbst zu Hause durchführen.
Das spart ihm viel Zeit, da der Weg in die Arztpraxis ausfällt.

Für die Selbsttherapie sind nur ein paar einfache Regeln zu beachten.
Viele bekannte Ärzte, wie Prof. Dr. Dr. W. Holzer, Prof. Kowarschik, Prof. Lampert, aber auch Heilpraktiker haben Bücher über ihre Erfahrungen und Erfolge mit der GalvanoTherapie geschrieben.
Es wird beindruckend von einem Behandlungsverfahren berichtet, das schon vor mehr als 150 Jahren praktiziert wurde.

Buchtip: „Hilf Dir selbst, Patient“ Alles, was Sie über Wirkungsweise und Anwendung der Galvanotherapie wissen sollten.

Es gibt eine Vielzahl von galvanischen Stromgeräten auf dem Markt. Die meisten wurden getestet und als nicht gut befunden. Hier sollte man auf jeden Fall dem Marktführer vertrauen, dessen Geräte als sehr gut bewertet werden.

In unserer Praxis arbeiten wir mit einem Gerät mit galvanischem Strom. Denn gerade nach der Faltenunterspritzung oder der Fadenlifting-Behandlung lassen sich damit evtl. notwendige Korrekturen durchführen und Unebenheiten ausbügeln. Die Patienten sind auch immer sehr daran interessiert, sich das Gerät für zu Hause anzuschaffen. So können Sie zwischen den Behandlungen weiter daran arbeiten, ihr eigenes Hautbild zu ebnen und die Straffung nach der Fadenbehandlung zu fördern.

Weitere Informationen und Bezugsquelle:

Birgit Schür-Meyer
Heilpraktikerin/Unternehmensberatung
Med. Technologien u. Biowissenschaften
www.vitamed.gpn123.com
schuermeyer1@gmx.de
Tel: 02161-6849459
Mobil: 0177-8525278

Microneedling

Das Microneedling ist ein kosmetisches Verfahren, bei dem die Haut gezielt mit einem Dermaroller durch mikrofeine Nadeln penetriert wird.
Im Jahr 2006 wurde erstmals in einer Blindstudie von den Ärzten Dr. M. Schwarz und Laaff der zweifelsfreie Nachweis erbracht, dass der Dermaroller die Haut zur Regeneration neuer Gewebezellen, vornehmlich neuer Collagen- und Elastinfasern, stimuliert.
Das Microneedling ist eine relativ neue, minimalinvasive Methode zur Behandlung von z.B. Aknenarben, Schwangerschaftsstreifen, Cellulite, Pigmentstörungen und Falten.
Diese Behandlungsmethode wird mit einem Handgerät ausgeführt, das mit zahlreichen mikrofeinen Nadeln versehen ist, dem sogenannten Dermaroller. Bei der Behandlung kosmetisch störender Befunde im Gesicht und Dekolleté erlebt das Microneedling seit zwei Jahren eine Renaissance. Die Bekanntheit des Verfahrens ist vor allem auf Bekenntnisse von prominenten Schauspielern, wie dem Ehepaar Angelina Jolie und Brad Pitt, zurück zu führen, die sich Dermaroller-Behandlungen unterzogen haben.

Der Dermaroller ist ein nach dem Medizin-Produkte-Gesetz zugelassenes und CE gekennzeichnetes Medizinprodukt. Es besteht aus einer mit Mikronadeln besetzen Rolle, die mit einem Handgriff verbunden ist.

Das Gerät wurde von Horst Liebl erfunden und im Jahr 2000 patentiert. Die Nadelrolle hat einen Durchmesser von 20 mm und, je nach Indikation, eine Breite von 10-20 mm. Sie ist mit 90 bis 190 Mikronadeln unterschiedlicher Längen besetzt.
Die feinen Spitzen haben am maximalen Eindringpunkt einen Durchmesser von 0,05 bis 0,20 mm. Die Nadellängen variieren, je nach Anwendung, von 0,1 bis 3,0 mm.
Der Dermaroller dient zur Einschleusung von Wirkstoffen durch die Hautbarriere, dem Stratum Corneum (SC), sowie zur Stimulation neuer körpereigener Collagenstrukturen (Neo-Collagenese) und neuer Blutgefäße (Neo-Angiogenese).
Die minimalen Einstiche durch die Epidermis bis zur Zone der papillären Dermis führen zu einer kontrollierten Wundheilung in der unteren Dermis. Dies induziert die physiologische körpereigene Kollagenproduktion sowie die Gefäß-Neogenese.
Als unmittelbare Reaktion auf die bewusst gesetzten Mikroverletzungen setzen Fibroblasten Wachstumsfaktoren und Botenstoffe frei, welche auf andere, an der Wundheilung beteiligte, Zellen chemotaktisch wirken und deren Metabolismus aktivieren.
Dadurch wird dann die Produktion von Bestandteilen der extrazellulären Matrix (ECM) wie Kollagen, Elastin und Hyaluronsäure angeregt. Dieser Prozess der Kollagensynthese wird allgemein als Collagen Induction Therapy (CIT) bezeichnet.
Die Freisetzung von Wachstumsfaktoren bei der Behandlung induziert eine Angiogenese. Die dadurch resultierende erhöhte Durchblutung des behandelten Hautbereiches führt zu einer verbesserten Versorgung mit Nährstoffen und sorgt so zusätzlich für optimierte Bedingungen für eine Hautregeneration.

Die beiden genannten Komponenten CIT + Angiogenese kommen somit einem Reparaturmechanismus gleich und führen zu einer lang anhaltenden Straffung und Modulation des Gewebes. Die behandelten Patienten beschreiben sehr früh ein besseres Hautgefühl, und dass sich die Haut von innen her füllt. Das Profil wirkt sofort glatter und voller. Die Unebenheiten in der Struktur wirken nahezu wie ausgebügelt.

[Quelle: Wikipedia]

Spezielle Mesotherapeutika können so in die Haut eingeschleust werden und nachhaltig das Hautbild verbessern und verjüngen. In unserer Praxis arbeiten wir mit den Mitteln der Firma Luventas-Medical und Neomeso. (s. Bezugsquellennachweis)

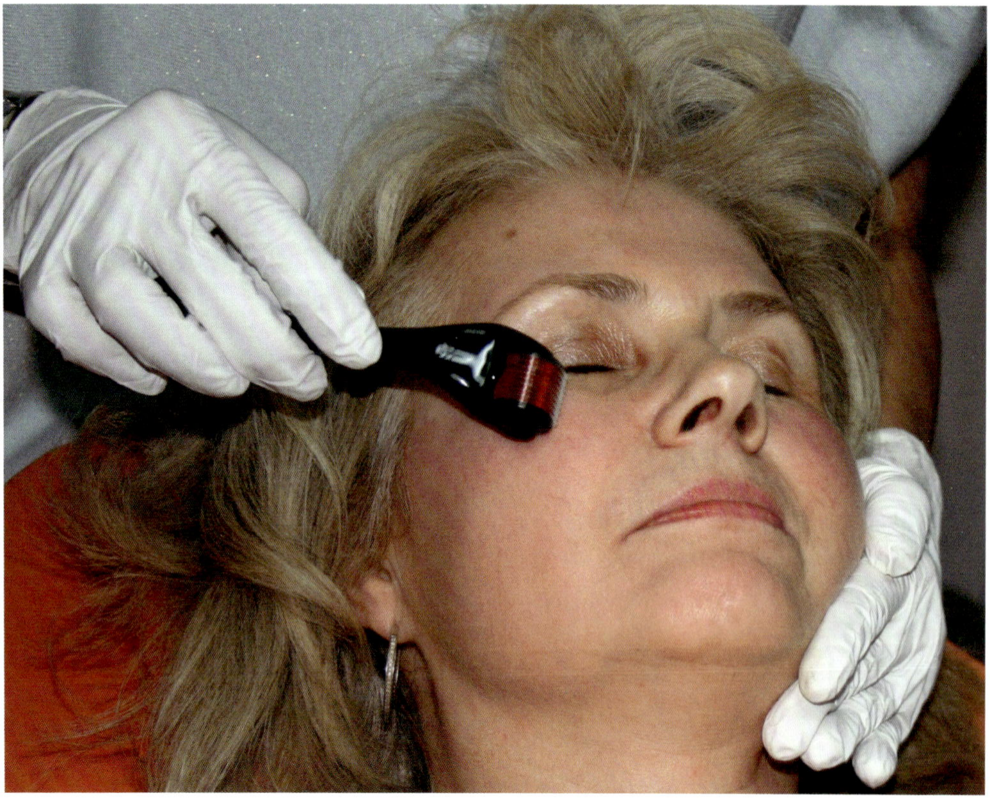

Ultraschalltherapie

Die Ultraschalltherapie ist ein Teilbereich der Physikalischen Therapie bzw. der Elektrotherapie und beschreibt ein medizinisches Verfahren zur Schmerzlinderung und Unterstützung von Selbstheilungsprozessen mittels Ultraschall.
Der Frequenzbereich der Ultraschalltherapie liegt zwischen 0,8 und 3 MHz.
Zur Behandlung wird ein Schallkopf gleichmäßig über die mit Kontaktgel bedeckte, erkrankte Stelle geführt, der Wärme und Gewebebewegung im Körperinneren erzeugen soll. Hierbei ist zwischen einer Behandlung mit Dauerschall und einer Behandlung mit Impulsschall zu unterscheiden.

Anwendung

In der Ultraschalltherapie kommt sowohl Dauer- als auch Impulsschall zum Einsatz. Die Art des Schalls spielt für die Gesamtbehandlungsdauer und die einzustellende Ultraschallstärke eine große Rolle. Wegen der starken Wärmebildung ist der gesamte Gesichts-, Wirbelsäulen- und Genitalbereich von der Behandlung auszuschließen.
In der Ultraschalltherapie kann sowohl die erkrankte Stelle lokal behandelt, als auch zuführende Nerven stimuliert werden. Die zu behandelnde Stelle wird mit einem Kontaktgel bedeckt, um die optimale Schallübertragung zu gewährleisten.
Mit dem Schallkopf wird nun gleichmäßig und langsam über das zu behandelnde Areal gefahren. Wichtig hierbei ist, das zu behandelnde Areal möglichst genau einzugrenzen und pro Behandlungseinheit nicht mehr als drei Areale zu beschallen. Die Behandlungsdauer eines Areals liegt zwischen einer und zwei Minuten.

Indikationen

Typische Indikationen sind Myalgien, chronische Muskel- oder Sehnenschmerzen, Frakturen oder Narben-/Gewebeverklebungen.

Wirkung

Durch den auf den Körper wirkenden Ultraschall kommt es im Gewebe zu einer mechanischen und thermischen Wirkung.
Die mechanische Wirkung ist eine Vibrationswirkung. Durch den Schalldruck kommt es im umliegenden Gewebe zu starken Kompressionen und Expansionen, was der Wirkung einer kräftigen Massage oder Bindegewebsmassage entspricht. Die thermische Wirkung entsteht durch die Schallresorption körpereigenen Gewebes.
[Aus Wikipedia - Ultraschalltherapie]

Sollte es bei der Faltenunterspritzung zu einer Überkorrektur oder Verhärtung des Materials gekommen sein, kann die Hyaluronsäure mittels des Ultraschallgerätes geglättet und durch die thermische Wirkung in eine tiefere Gewebeschicht verschoben werden. Ein Gerät mit 3 MHz ist hier vollkommen ausreichend.
Bezugsquelle: z.B. über Amazon.

PRP

auch bekannt unter dem Namen Vampire-Lifting oder Dracula-Therapie.

Anwendungsgebiete

- besseres Erscheinungsbild der Haut
- Verjüngung der Haut
- bei Dehydration der Haut
- kleinere Fältchen
- Bindegewebsschwäche
- Haarausfall
- zur Schmerztherapie
- für Gelenke – Schulter, Arm, Hand, Becken, Knie und Fuß

Welche Hautbereiche

- Gesicht
- Hals
- Dekolleté
- Handrücken
- Kopfhaut
- Dehnungsstreifen
- Aknenarben
- Narben

Vorteile

- Überkorrekturen sind ausgeschlossen
- kurze Behandlungszeit
- minimal-invasiv
- keine Risiken oder Nebenwirkungen
- wesentliche Verbesserung der Hautstruktur
- mit anderen Therapien problemlos kombinierbar

Behandlungsdauer und Effekt

- Behandlungsdauer: ca. 20 bis 60 Minuten
- direkt keine sichtbaren Erfolge
- Wirkeintritt im Laufe von 2 Wochen
- frischere und spürbar kräftigere Haut
- die Behandlung sollte 2 bis 3 mal im Abstand von 2 bis 4 Wochen wiederholt werden.

Haltbarkeit bis zu 12 Monaten

Was wird für die Durchführung von PRP benötigt:

(Hier nur kurz erläutert)

- 1 Zentrifuge
- 1 Spezial Röhrchen (Kit)
- Blutgerinnungshemmer
- diverse Nadeln und Spritzen
- Utensilien für die Blutabnahme

Vorgehen:

Dem Patienten 15 ml Blut abnehmen und zur Gewinnung von Plasma zentrifugieren.
Beim Zentrifugieren wird das Blut in mehrere Bestandteile zerlegt.
Im oberen Bereich befindet sich das Plasma,

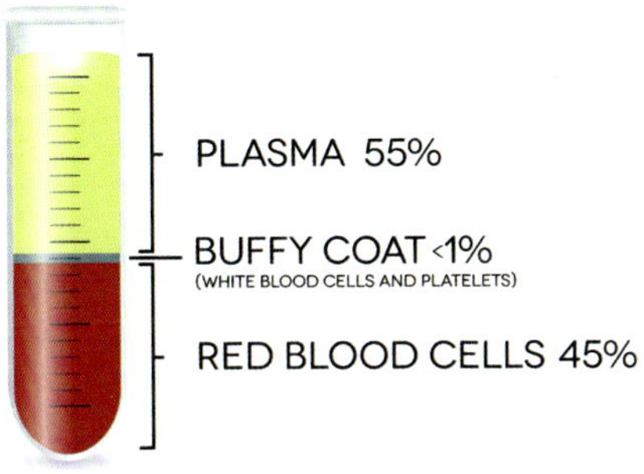

in der Mitte die Leukozytenmanschette, der sogenannte Buffy Coat (buff: lederfarben, coat: Schicht, Film), und im unteren Teil setzen sich die roten Blutzellen ab.
Der Buffy Coat besteht aus weißen Blutzellen und Blutplättchen.

Wird ein normales Laborröhrchen verwendet, sieht es nach dem Zentrifugieren so aus. Plasma und Buffy Coat müssen nun mit einer Spritze abpipettiert und unter die Haut gespritzt oder mittels des Microneddlings in die Haut eingebracht werden.

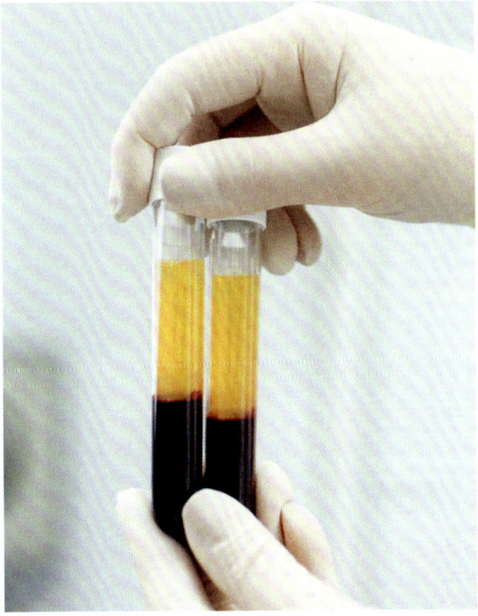

Beim Vampire-Lifting ist es wichtig, dass der sog. Buffy Coat entsteht, denn nur im Buff Coat ist das allseits gepriesese „Plättchenreiche Plasma" mit den Wachstumsfaktoren vorhanden. Das Plasma selbst wird bezeichnet als „Plättchenarmes Plasma". Richtig müsste es heißen: „Plättchenloses Plasma". Denn Plasma besteht zu 90% aus Wasser und 10% Glukose, Lipiden, Hormonen, Stoffwechselprodukten. Es sind keine Zellen vorhanden, auch keine Plättchen.
Nachkontrollieren lässt es sich ganz einfach mit einem Dunkelfeldmikroskop.
www.dunkelfeldausbildung.de

Mit einem normalen Laborröhrchen wird nur 1% Buffy Coat, wenn überhaupt sichtbar, gewonnen. Demzufolge ist es etwas schwierig, ihn ab zu pipettieren.

Es gibt verschiedene Firmen, die spezielle Röhrchen anbieten, mit denen wesentlich mehr Buffy Coat gewonnen wird.
Die Röhrchen kosten ca. 30 Euro. Bei einigen Anbietern mehr, bei anderen Anbietern weniger.

Des Weiteren gibt es PRP-Kits, die aus einem geschlossenen System bestehen. Mit diesen Röhrchen ist ein höchst steriles Arbeiten ohne Verunreinigungen möglich. Diese Röhrchen sind jedoch teurer.

Bezugsquellen: Fa. Luventas medical / Fa. W+O medical esthetics Germany GmbH

7 Praktisches

Praxisausstattung

Vor- / Nachbehandlung der Haut

Kleine Exkursion:

- Jochbein

- Kinn

- Stirn

- Wange

- Hals

- Mimik

- Lymphe

- Lymphgefäße

- Lymphödem

- Faltenunterspritzung & Lymphstau

Praxisbedarf für die Faltenunterspritzung

Nachfolgend haben wir Ihnen anhand von unseren Praxisräumen beispielhaft dargestellt, wie Ihre Praxis eingerichtet sein könnte, bzw. was Sie benötigen werden.

- Kosmetikstuhl

Der Stuhl sollte möglichst in der Höhe elektrisch verstellbar sein. Es reicht aus, wenn das Kopfteil mechanisch verstellbar ist. Eine solche Liege ist neu ab 800,00 Euro erhältlich.

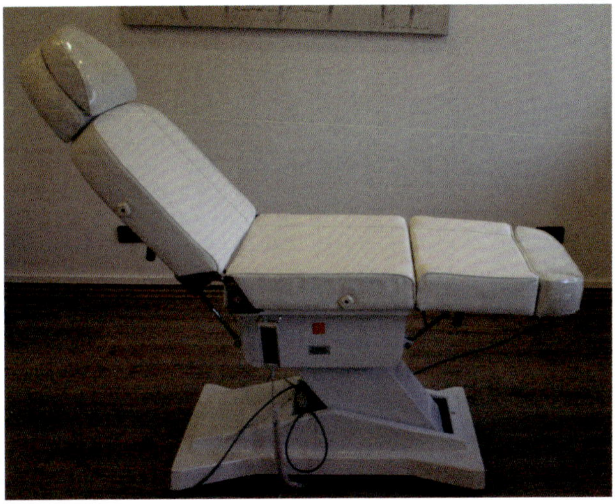

- Lupenlampe

oder eine Stehlampe mit schwenkbarem Arm, mit ausreichend Helligkeit. Erhältlich z.B. über eBay, ca. 60,-- Euro.

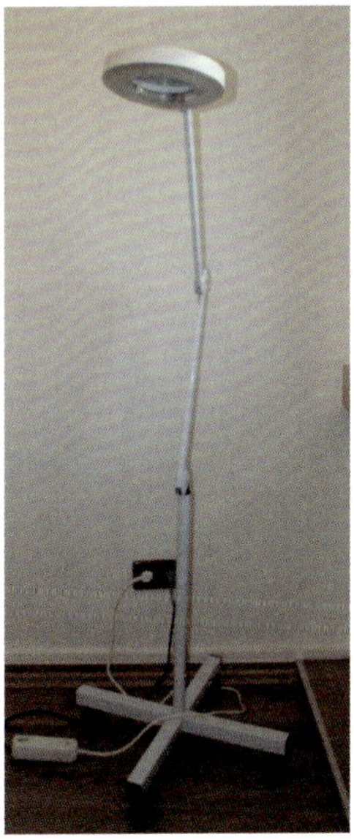

- Handtücher

- ein großes Handtuch, das über die Liege gelegt wird. alternativ: Papierauflagen.
- ein kleines Handtuch, zusammengerollt als Nackenrolle oder eine andere weiche Nackenrolle.

- Eine Plastikunterlage für das Fußteil

Tipp: Plastikeinlagen für Schubladen (z.B. IKEA)

- Ein Beistelltisch

bevorzugt auf Rollen.

- Nadelabwurfbehälter

z.B. Praxisbedarf Henry Schein oder Fa. W+O

- Papierkorb

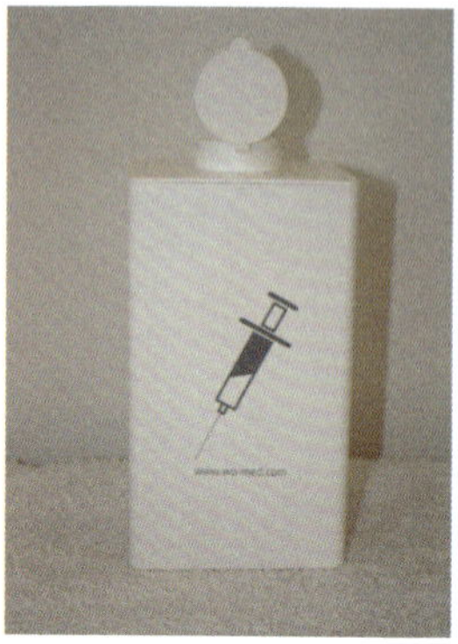

- Einmalhandtücher
  aus Papier (z.B.Drogeriemarkt)

- Tupfer
  z.B. Praxisbedarf Henry Schein

- Kleines Tablett
  zur Vorbereitung der Materialien.

- Abwurfschale

- Desinfektionsmittel
  z.B. Praxisbedarf Henry Schein oder Apotheke

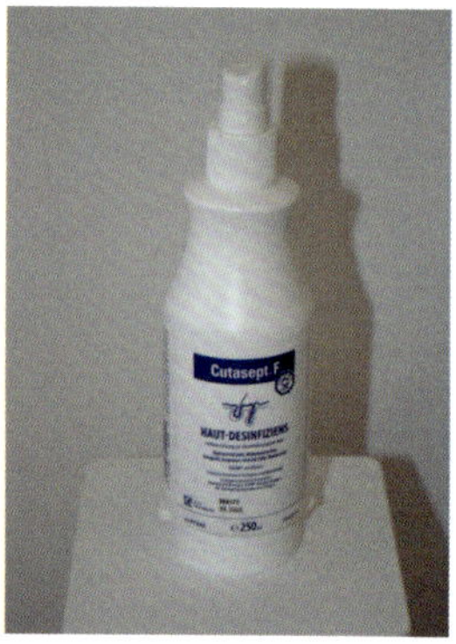

- Einmalhandschuhe
  z.B. Praxisbedarf Henry Schein

- Diverse Reinigungslotionen und Behandlungs-Cremes
  wie im Kapitel Vor-und Nachbereitung der Haut beschrieben.

- Betäubungscreme

- Wasserstoffperoxyd
  3% - zur schnelleren Blutstillung (Apotheke)

- Arnica-Globulis

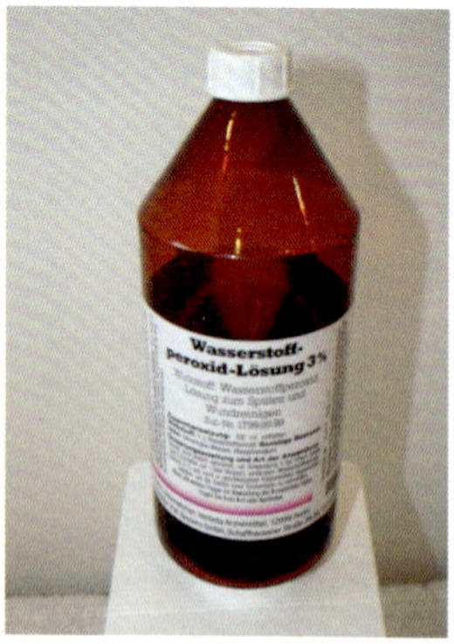

- Kühlpads + Kühlschrank

- Einmal-Stirnband oder -Haube
  für den Patienten.

- Haarband
  evtl. für die eigenen Haare.

- Hyaluronsäurespritzen

Vorbereitung und Nachbehandlung der Haut

Nachstehend beschreiben wir eine optimale Vorgehensweise, wie das Gesicht, der Hals, die Hände oder das Dekolleté des Patienten vor und nach der Faltenunterspritzung versorgt werden sollte.

1. Zum Entfernen von Make-up eine Reinigungsmilch oder Lotion (z.B. Creamy Cleansing Lotion oder Cleansing Gel) einsetzen. Entfernt gründlich Schmutz und Unreinheiten.

2. Anschließend die Haut mit einem Gesichtswasser bzw. Toner nachreinigen, um die letzten Unreinheiten zu beseitigen (z.B. Balance Toner zur Neutralisierung des ph-Wertes).

3. Auftragen eines Peelings mit einem flachen Pinsel (z.B. Polishing Peel – enzymatisches Peeling - Mikrodermabrasion)

4. Kurz einwirken lassen.

5. Mit feuchten Kompressen abnehmen.

6. Anästhesie-Creme auftragen und 15 bis 20 Minuten einwirken lassen. Z.B. Emla Salbe, Posterisan Akut Creme oder eine Anästhesiecreme lt. Rezeptur (Apotheke) oder die Anästhesiecreme der Firma Neomeso.

7. Nach 15 – 20 Minuten die Betäubungs-Creme mittels eines Gesichtswassers (z.B. Balance Toner) wieder entfernen.

8. Desinfizieren mit einem handelsüblichen Desinfektionsmittel.

9. Ebenfalls dem Patienten ein paar Tropfen eines speziellen Handdesinfektionsmittels (Epoch Hand Purifier mit Lavendel) zur Reinigung der Hände und gegen Keime und Bakterien in die Hand geben. Lavendel hat eine beruhigende Wirkung.

10. Injizieren

11. Evtl. auftretende Blutungen mit 3%igem Wasserstoffperoxid (Apotheke) stillen. Beugt außerdem blauen Flecken vor und hat eine desinfizierende Wirkung.

12. Nach der Injektion die Einstichstellen mit einem Zellregenerations-Serum (Celltrex Ultra) zur schnelleren Zellregenerierung und Schließung der Eintrittsöffnungen betupfen.

13. Jetzt die Hyaluronsäure mittels einer Spezial-Creme (z.B. HyalStyle Repair-Creme - Firma W&O oder baobab body butter –Creme) zur besseren Einpassung ins Gewebe einmassieren.

14. Die behandelten Areale mit einem Kühlakku etwas kühlen.

15. Zum Abschluss dem Patienten eine Feuchtigkeitsmaske (z.B. Hydrating Maske) auflegen und ihn etwas ruhen lassen.

16. Oder anstatt der Maske, das Gesicht des Patienten mit einem hyaluronhaltigem Spray erfrischend besprühen bzw. benebeln.

Weitere Informationen und Bezugsquelle:

Birgit Schür-Meyer
Heilpraktikerin/Unternehmensberatung
Med .Technologien u. Biowissenschaften
www.vitamed.gpn123.com
schuermeyer1@gmx.de
Tel: 02161-6849459
Mobil: 0177-8525278

Kleine Exkursion

Jochbein

U.a. auch bezeichnet als Wangenbein, Backenknochen - lat. Os zygomaticum - befindet sich am seitlichen Rand der Augenhöhlen.

Es besteht aus dem Wangenknochen, der Schläfenfläche und der Augenhöhlenfläche (Facies Orbitalis) Der Orbitarand ist bei der Faltenunterspritzung die Spritzengrenze. Hier setzen der Musculus zygomaticus major und der Musculus zygomaticus minor an.

Kinn

Das Kinn (lat. Mentum) hat folgende Muskeln:

- Musculus mentalis - Kinnmuskel
- Musculus depressor labii inferioris - Herabzieher der Unterlippe

Stirn

Die Stirn fängt über den Augenhöhlen an und endet am Haaransatz.
Die seitliche Begrenzung stellen die Schläfen dar. Den knöchernen Teil bezeichnet man als Stirnbein (Os frontale).
Die Stirnhaut wird durch den Muskel Musculus frontalis bewegt. Durch das Runzeln der Stirn bilden sich nach und nach immer mehr Falten.

Wange

Wange auch Backe genannt (lateinisch Bucca – bei der Faltenunterspritzung auch Regio Buccalis genannt). Der Muskel der Wange ist der Musculus buccinator.
Die Arterie der Wange ist die Arteria buccalis.

Hals

Muskulatur
Der Hals hat folgende Muskeln:

- Musculus sternohyoideus
- Musculus sternothyroideus
- Musculus thyrohyoideus
- Musculus omohyoideus
- Musculus digastricus
- Musculus geniohyoideus
- Musculus mylohyoideus
- Musculus stylohyoideus

Tiefe Halsmuskeln:

- Musculus longus capitis
- Musculus longus colli
- Musculus rectus capitis anterior
- Musculus rectus capitis lateralis

Des Weiteren

- Musculus sternocleidomastoideus
- Oberflächliche Platysma

Venen des Halses

- Vena jugularis interna (die größte Vene)
- Vena jugularis externa
- Vena jugularis anterior

Vena subclavia geht in die Vena jugularis interna zur Vena brachiocephalica über. Hier münden auch der Plexus thyroideus impar, Vena vertebralis und die Vena thyroidea inferior.

Arterien des Halses

- Arteria carotis communis
- Arteria subclavia (dies sind die beiden größten Arterien)
- Truncus brachiocephalicus
- Arteria subclacia
- Arteria vertebralis ab
- Arteria carotis communis
- Arteria carotis interna
- Arteria carotis externa
- Arteria carotis externa
- Arteria thyroidea superior
- Arteria lingualis
- Arteria facialis
- Arteria thyriodea superior
- Arteria lingualis

Die Mimik-Muskeln des Gesichts

- Musculus frontalis - Augenbrauenheber oder Stirnmuskel oder Kopfhaubenmuskel genannt
- Musculus corrugator supercilii - Augenbrauenrunzler
- Musculus levator palpebrae superioris - Oberlidheber
- Musculus orbicularis oculi - Augenringmuskel
- Musculus levator labii superioris - Oberlippenheber
- Musculus zygomaticus major - Großer Jochbeinmuskel
- Musculus risorius - Lippendehnmuskeln
- Musculus orbicularis oris - Mundringmuskel/Lippenspannmuskel
- Musculus depressor anguli oris - Mundwinkelherabzieher
- Musculus depressor labii inferioris - Unterlippenherabzieher
- Musculus mentalis - Schmollmuskel

(Quelle: Wikipedia)

Lymphe

Als Lymphe (ursprünglich römische Frischwassergottheit) wird die in den Lymphgefäßen enthaltene wässrige hellgelbe Flüssigkeit bezeichnet, die das Zwischenglied zwischen der Gewebeflüssigkeit (Interzellularflüssigkeit) und dem Blutplasma bildet. Das Lymphsystem mit den Lymphgefäßen als Leitungsbahnen ist neben dem Blutkreislauf das wichtigste Transportsystem im menschlichen Körper. Es ist auf den Transport von Nähr- und Abfallstoffen spezialisiert und entsorgt in den Lymphknoten auch Krankheitserreger wie Bakterien und Fremdkörper.

Die Lymphe ist anfangs ähnlich wie die Gewebeflüssigkeit zusammengesetzt, aus der sie sich bildet. Sie enthält Harnstoff, Kreatinin, Glucose, Natrium-, Kalium-, Phosphat- und Kalziumionen. Hinzu kommen zahlreiche Enzyme wie Diastase, Katalase, Dipeptidasen und Lipasen, außerdem Fibrinogen und Fi-

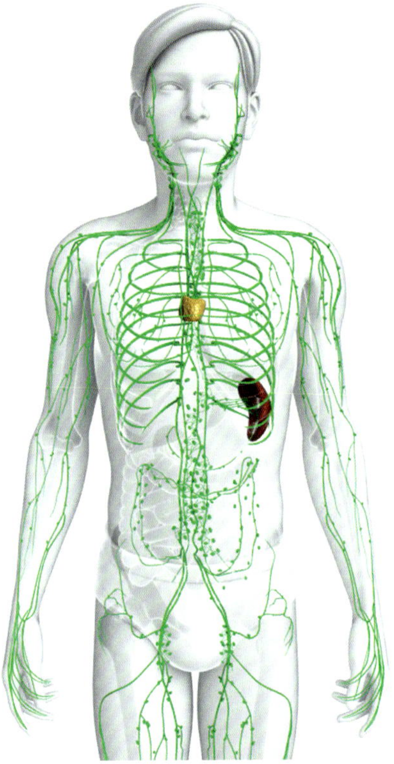

brinvorläufer. Fibrinogen und Fibrin sind für die Gerinnung bei länger stehender Lymphe verantwortlich. Dabei werden die Lymphozyten eingeschlossen, die überstehende Flüssigkeit wird Lymphserum genannt.
Bakterien können mit der Lymphe von Krankheitsherden zu den Lymphknoten verschleppt werden, wo sie von Lymphozyten erkannt und zerstört werden. Aus den Kapillaren, mikroskopisch kleinen Blutgefäßen, gelangt ein Teil des Blutplasmas auf Grund der Differenz zwischen osmotischem Druck und Perfusionsdruck in das umliegende Gewebe, das damit vollständig durchtränkt wird. Dieser Prozess dient der Ernährung der umliegenden Zellen, ebenso wie dem Abtransport von Stoffwechselprodukten. Da die zellulären Elemente des Blutes die Gefäßwand nicht durchdringen, besteht diese, jetzt Gewebeflüssigkeit, nur aus Wasser und gelösten Stoffen.

Mit den gelösten und zum Abtransport bestimmten Stoffwechselprodukten gelangen etwa 90 Prozent der Gewebeflüssigkeit wieder in die Blutgefäße zurück. Die übrige Flüssigkeit sammelt sich als Lymphe in den Lymphbahnen, beim Menschen etwa 1,5 bis 2 ml/min oder zwei bis drei Liter am Tag.
Bei einer Störung des Lymphabflusses durch Verstopfung der Lymphgefäße kommt es zu Lymphödemen, Flüssigkeitsansammlungen im Interstitium (Zwischenzellraum). Eine durch Bakterien verursachte Entzündung der Lymphbahnen wird als Lymphangitis bezeichnet, die Entzündung der Lymphknoten als Lymphadenitis.

Lymphgefäße

Ist der Lymphfluss in einem größeren Gefäß unterbrochen, fließt die Lymphe über Anastomosen in ein angrenzendes, mit ihm verbundenes, Lymphgefäß. Somit kann ein Flüssigkeitsstau und ein daraus resultierendes Lymphödem vermieden werden.
Über Perforanzgefäße findet ein ständiger Flüssigkeitsstrom, meist von den tiefen zu den oberflächlichen großen Lymphgefäßen, statt (anders als bei den venösen Blutgefäßen, wo der Blutstrom meist von oberflächlich nach tief verläuft).
Diese Eigenschaft macht man sich unter anderem bei der manuellen und maschinellen Lymphdrainage, einer Form der Massage, zunutze. Hier wird durch die sanfte Massage der Lymphfluss der oberflächlichen Lymphgefäße unterstützt und angeregt, wodurch auch die tiefliegenden Lymphgefäße besser entleert werden.

Lymphödem

Das Lymphödem ist eine sicht- und tastbare Flüssigkeitsansammlung im Interstitium (Zwischenzellraum). Es wird durch mechanische Insuffizienz des Lymphgefäßsystems hervorgerufen, so dass die interstitielle Flüssigkeit nicht mehr ausreichend abtransportiert werden kann. Dies führt zu einem Rückstau und zur Ansammlung von Flüssigkeit in den Zellzwischenräumen (Ödem).
Neben den Extremitäten können auch das Gesicht, der Hals, der Rumpf und die Genitalien betroffen sein. Beim Lymphödem handelt es sich um eine Symptombeschreibung, nicht um eine Diagnose.

Quelle: Wikipedia

Faltenunterspritzung und Lymphstau

Nach der Faltenunterspritzung mit Hyaluronsäure, speziell der perioralen Falten oder der Unterspritzung unter dem Auge, kann es über Nacht zu einem sogenannten Lymphstau kommen. Die unterspritzen Areale schwellen an. Was ist passiert?
Die Hyaluronsäure besitzt die Fähigkeit bis zu sechs Liter Wasser pro Gramm zu binden. Über Nacht befindet sich der Körper in einer waagerechten Position, so dass die Lymphflüssigkeit schlechter abfließen kann. Dies hat zur Folge, dass sich das von der Hyaluronsäure aufgenommene Wasser staut und es zu Schwellungen kommt.
Therapie beim Lymphstau bei der Faltenunterspritzung:

- viel trinken
- Solidago-Tropfen einnehmen und/ oder
- eine Lymphsalbe auftragen.

Therapie der Wahl bei der Faltenunterspritzung ist die Physikalische Entstauungstherapie mittels einer maschinellen Lymphdrainage mit einem galvanischen Stromgerät.

7 In eigener Sache

Marketingkonzept

DermiStyler

HyalStyle

Literatur & Bildnachweis

Literaturnachweis

Internet - Wikipedia.de
www.medinostik-verlag.de

Bildernachweis

www.fotolia.de
www.medinostik-verlag.de

Bezugsquellennachweis

W+O medical esthetics GmbH

Hyaluronsäure – Fäden – PRP-Röhrchen
Rathausplatz 9
61440 Oberursel
Tel.: 06171-5867037
www.hyalstyle.com

Luventas Medical

Mesotherapeutika / PRP-Röhrchen
Franz-Lehar-Straße 16
91315 Höchstadt
Ansprechpartner: Herr Frühauf
Tel.: 09193-5012985

Neomeso GmbH

Mesotherapeutika / Betäubungscreme
Wielandstraße 36
10629 Berlin
Tel.: 030-67923344

MikroAge Andreas Gerzen

Am Sutumer Graben 4
45711 Datteln
Tel. 02363-8079964
info@dermistyler.de
www.dermistyler.de

MediNostik-Verlag

Am Sutumer Graben 2
45711 Datteln
Tel: 02363-8079965
info@medinostik-verlag.de
www.medinostik-verlag.de

Marketingkonzept

Wir vom Ausbildungszentrum-Naturheilkunde haben in Zusammenarbeit mit dem MediNostik-Verlag ein Konzept für Ihre Marketingaktivitäten erarbeitet, das wir Ihnen auf den folgenden Seiten vorstellen wollen.
Verantwortlich für beide Firmen sind die Heilpraktikerin Zita Hesse und der Heilpraktiker Andreas Gerzen.

Warum sollte ich das Marketingkonzept abschließen?

Da wir immer wieder gefragt werden:
„Wie komme ich an Patienten für die Faltenunterspritzung"?
haben wir für Sie dieses Marketingkonzept entwickelt.

Es beinhaltet aufeinander abgestimmtes Werbematerial sowie einen Eintrag in das Internet-Portal
www.faltenunterspritzung-therapeuten.de,
auf der jeder Patient seinen Therapeuten finden kann.

Darüber hinaus beinhaltet das Paket zahlreiche Dokumente, wie zum Beispiel Patientenfragebögen, Honorarvereinbarungen, Behandlungsprotokolle, Einverständniserklärungen (alles auf CD zum selbst Ausdrucken), 30 Bücher „Patientenratgeber Faltenunterspritzung", Werbeflyer, Flyer „Patienteninformation für die Zeit nach der Faltenunterspritzung", eine CD mit einer PowerPoint-Präsentation für Info-Abende, sowie 2 X Teilnahme an einem Workshop.

Damit steht dem Anfänger sowie auch dem fortgeschrittenen Therapeuten direkt umfangreiches Werbematerial zu günstigen Konditionen zur Verfügung.

Das Marketingkonzept, bzw. der Eintrag ins Therapeutenportal läuft immer 1 Jahr.

Was kostet das Marketingkonzept?

Es kostet für 1 Jahr incl. MwSt. **240,00 Euro**

Was genau beinhaltet das Marketingkonzept und was würden die Leistungen kosten, wenn man sie einzeln bucht, bzw. bestellt?

√ Eintrag als Therapeut für 1 Jahr in das Portal **www.faltenunterspritzung-therapeuten.de** — Euro 120,00
Bewerbung der Homepage durch bezahlte Google-adwords-Werbung. Eintrag mit kompletter Praxisadresse, Telefon-Nr., E-Mail-Adresse, Homepage-Adresse & direkte Verlinkung.
Schwerpunkt: Faltenunterspritzung.
Auf Wunsch: Eintrag sonstiger Therapien & Bild des Therapeuten.

√ 30 Bücher „Patientenratgeber Faltenunterspritzung" — Euro 297,00
Buchpreis 9,90 Euro.
Die Bücher haben eine ISBN- Nr., sind im Verzeichnis lieferbarer Bücher gelistet und werden über Amazon vertrieben.
Die Bücher können an Interessenten oder Patienten verkauft oder verschenkt werden. Nachbestellung der Bücher zum Sonderpreis von Euro 7,90 im 5er Pack möglich.
Im Buch wird auf das Therapeuten-Portal hingewiesen.

√ 1 USB-Stick mit einer PowerPoint-Präsentation für Infoveranstaltungen — Euro 45,00

1 USB-Stick mit folgendem Inhalt: — Euro 45,00
√ Patienten-Behandlungsprotokolle
√ Patienten-Fragebogen
√ Patienten-Einverständniserklärungen
√ Honorarvereinbarungen

√ 200 Flyer „Faltenbehandlung mit Hyaluronsäure" — Euro 20,00

√ 100 Flyer „Patienteninformationen für die Zeit nach der Faltenunterspritzung" — Euro 10,00
Weitere Flyer können für 0,10 Euro pro Stück nachbestellt werden

√ Vorschläge und Ideen für weitere Marketing-Möglichkeiten auf CD — Euro 25,00

√ 2 x kostenlose Teilnahme an einem Nachmittagsworkshop à 90,-- Euro. Gültig innerhalb des gebuchten Jahres. — Euro 180,00

Kalkulatorischer Gesamtpreis — Euro 742,00

Verlängert sich das Marketingkonzept automatisch?

Nein, es verlängert sich nicht automatisch, da es sich hierbei nicht um einen Vertrag, sondern um eine Bestellung handelt. Für das zweite Jahr kann eine weitere Bestellung zum Preis von 120,00 Euro abgeschlossen werden, incl. der Hälfte der Drucksachen, sowie 1 x Teilnahme am Nachmittags-Workshop.

Was ist ein Nachmittags-Workshop?

Ein ganz normales Faltenunterspritzungs-Seminar teilt sich auf in den Vormittag mit dem theoretischen und den Nachmittag mit dem praktischen Unterricht.
Wenn ein Teilnehmer gerne noch mal üben und zuschauen möchte, hat er die Möglichkeit hier auch nur den praktischen Teil am Nachmittag für nur 90,00 Euro zu buchen.

Kann ich die aufgelisteten Leistungen auch einzeln buchen oder bestellen?

Nur der Eintrag auf der Homepage für 120,00 Euro /Jahr sowie die Bücher (im 5er Pack à Euro 7,90) können bei uns einzeln gebucht, bzw. gekauft werden.
Alle anderen Leistungen und Lieferungen sind nur im Rahmen des Marketing-Konzeptes lieferbar.

Wann werden die 240,00 Euro zur Zahlung fällig?

Sobald der Eintrag auf der Homepage erfolgte, wir Ihnen die Flyer, die CD mit den Patientendokumenten, die CD mit der Powerpoint-Präsentation sowie die 30 Bücher geliefert haben, erhalten Sie von uns eine Rechnung über 240,00 Euro zzgl. 10,00 Euro für Porto und Verpackung, die Sie dann bitte innerhalb einer Frist von 14 Tagen begleichen.

DermiStyler®

Das DermiStyler® Faltenunterspritzungssystem ist ein völlig neu entwickeltes halbautomatisches, vom Anwender leicht zu bedienendes, Injektionssystem zur Faltenunterspritzung.
Bei der herkömmlichen, manuellen Faltenunterspritzung muss der Therapeut verschiedene Tätigkeiten simultan ausführen. Zuerst muss die Nadel in die richtige Hautschicht eingestochen werden. Dann muss eine bestimmte Menge Hyaluronsäure mit konstanter Geschwindigkeit bei gleichzeitigem Zurückziehen der Nadel injiziert werden. Zugleich muss auf die Skala der Spritze geschaut werden, um sicherzustellen, dass auch die Menge appliziert wird, die injiziert werden soll. Das sind gegenläufige Bewegungen, die ein sehr hohes Maß an Koordination erfordern, damit für den Patienten ein zufriedenstellendes Ergebnis erzielt wird.

Das DermiStyler® Faltenunterspritzungssystem kann den Behandler bei dieser schwierigen Aufgabe entlasten. Da beim DermiStyler® die Applikationsmenge voreingestellt werden kann, entfällt die schwierige Überwachung der Skaleneinteilung, was zugleich ein materialsparendes Arbeiten garantiert.
Mit Hilfe einer elektronischen Steuerung reguliert der DermiStyler® die Abgabe der Materialmenge und zieht gleichzeitig die Injektionsnadel zurück. Dadurch wird das Material sehr gleichmäßig appliziert. Lediglich das Einstechen der Nadel in die richtige Hautschicht sowie das Ruhighalten des Systems muss der Anwender noch übernehmen.
Der DermiStyler® erledigt die Unterspritzung dann völlig selbständig.
Für den Patienten ist die Behandlung mit dem DermiStyler® schmerzärmer und mit weniger Schwellungen und Hämatomen verbunden.
Die Gleichmäßigkeit, mit der das Material injiziert wird, empfindet der Patient angenehmer im Vergleich zur Unterspritzung von Hand. Der Behandler hat dadurch einen klaren Wettbewerbsvorteil.
Die Patienten kommen gerne wieder, da von Anfang an gute Behandlungsergebnisse erzielt werden und eine Unterspritzung mit dem DermiStyler® professioneller aussieht.

Zum Patent angemeldet und natürlich „Made in Germany“.

Produktübersicht

Mit unseren DermiStyler®-Paketen erhalten Sie die Möglichkeit, sich Ihr individuelles Set zusammen zu stellen.

Die Vorteile des DermiStyler® in der Übersicht:

+ Automatische Applizierung der vorgewählten Menge Hyaluronsäure.
+ Automatikmodus zum gleichmäßigen, automatischen Rückziehen der Nadel.
+ Aspirationsfunktion: Prüft automatisch ob bei der Injektion ein Gefäß getroffen wurde. Dies senkt für Sie und Ihre Patienten das Risiko.
+ Verwendung von verschiedenen Nadellängen möglich.
+ Deutlich geringere Schmerzen beim Patienten.
+ Gleichmäßigere Applikation.
+ Verwendung von Spritzen mit einem Volumen von 1ml und 2ml.
+ Sehr einfache Bedienung des ergonomischen Handgeräts – mit nur zwei Tasten.
+ Geringe Einarbeitungszeit.
+ Hohe Patientenbindung durch höhere Behandlungsqualität.
+ Quaddelmodus für kleinste gleichmäßige Mengen.
+ Manuelle Anwendung möglich.
+ Ausführliche Einweisung durch geschultes Personal.

Das DermiStyler Autoinject Faltenunterspritzungssystem kann ausgiebig vom Anwender vor dem Kauf getestet werden

Das DermiStyler Faltenunterspritzungssystem kann vom Anwender in aller in Ruhe ausgiebig und intensiv getestet werden, bevor es käuflich erworben wird. Es ist möglich das System für eine uneingeschränkte Anwendung zunächst zu mieten. Nach einer Mindestmietdauer von 3 Monaten kann der DermiStyler jederzeit zurückgegeben oder weiter gemietet werden. Das Mietverhältnis verlängert sich dabei jeweils um einen weiteren Monat.

Nach einer durchgehenden Mietdauer von 40 Monaten geht das Faltenunterspritzungssystem automatisch in das Eigentum des Anwenders über, das Mietverhältnis erlischt mit der letzten Zahlung, es sind keine weiteren Zahlungen zu leisten.

Während der ersten 9 Monate durchgehender Mietung hat der Anwender/Mieter eine vergünstigte Kaufoption. Das Gerät kann mit einem Rabatt von 500,00 Euro gekauft werden.
Der bis dahin geleistete Mietpreis wird dabei komplett angerechnet.

Der Listenpreis beträgt 5960,00 Euro incl. gesetzl. MwSt.

Technischer und kaufmännischer Ansprechpartner

Andreas Gerzen
Telefon: +49 (2363) – 8 07 99 64
E-Mail: info@dermistyler.de

Anwendungsberaterin und Dozentin

Zita Hesse
Telefon: +49 (2363) – 8 07 99 65
E-Mail: zita-hesse@ausbildungszentrum-naturheilkunde.de

MikroAge
Inh. Herr Andreas Gerzen
Am Sutumer Graben 4
45711 Datteln

Tel.: +49 2363 – 8 07 99 65
Fax: +49 2363 – 8 07 99 67
E-mail: info@dermistyler.de
www.dermistyler.de

1. Mietkonditionen

- Das DermiStyler Faltenunterspritzungssystem kann vom Anwender zur unbeschränkten Anwendung gemietet werden.
- Die Mindestmietdauer beträgt 3 Monate.
- Nach 3 Monaten ist eine monatliche Kündigung möglich.
- **Der Mietpreis beträgt 149,00 Euro / Monat**

2. Kaufen durch mieten

- Nach einer durchgehenden Mietdauer von 40 Monaten geht das Faltenunterspritzungssystem automatisch in das Eigentum des Anwenders über.
- Das Mietverhältnis erlischt mit der letzten Zahlung, es sind keine weiteren Zahlungen zu leisten.

3. Mietkaufoption

- Während der ersten 9 Monate durchgehender Mietung hat der Anwender/Mieter eine Option das DermiStyler Autoinject Falten unterspritzungssystem vergünstigt zu kaufen.
- Das Gerät kann mit einem Rabatt von 500,00 Euro gekauft werden, der bis dahin geleistete Mietpreis wird dabei komplett auf den Kaufpreis angerechnet.

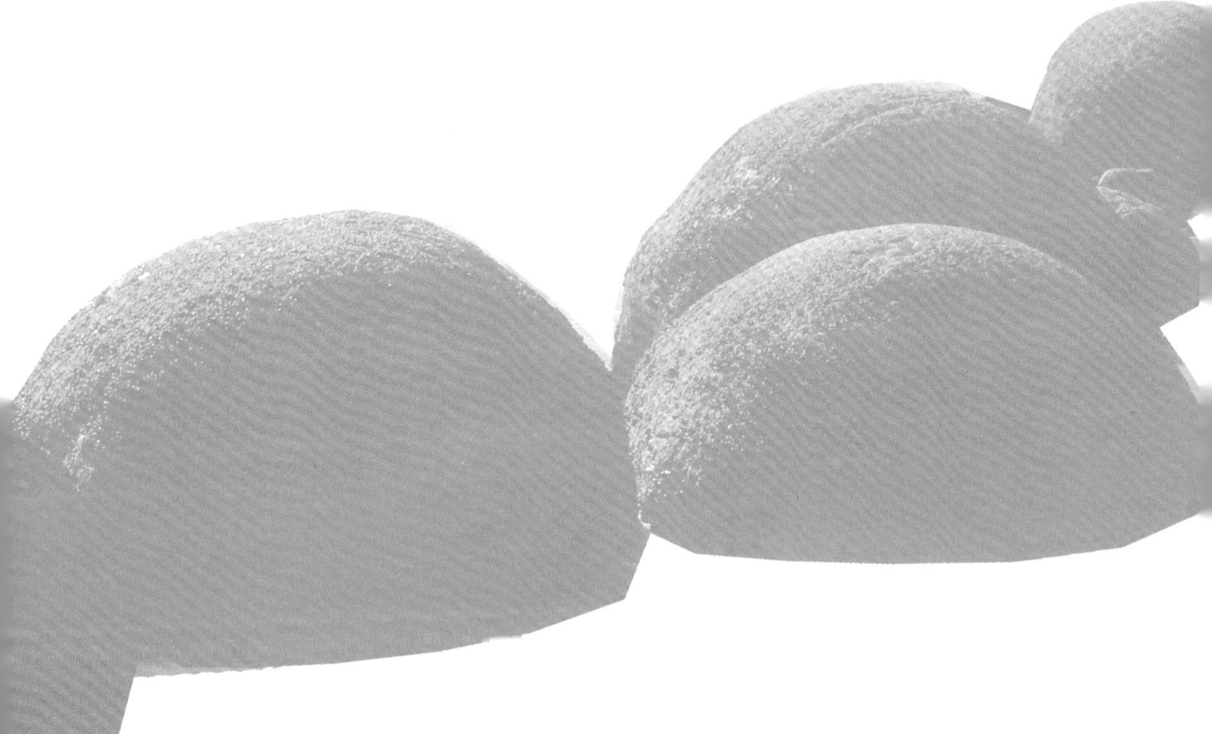